Brandt
Einführung in die Implantologie

D1735042

Hans H. Brandt

Einführung
in die
Implantologie

Mit 176 Abbildungen
und 10 Tabellen

Urban & Schwarzenberg
München–Wien–Baltimore

Anschrift des Verfassers

Dr. Dr. Hans H. Brandt
Moldauweg 1 A
30559 Hannover

Die Deutsche Bibliothek

Brandt, Hans H.:
Einführung in die Implantologie / Hans H. Brandt. –
München ; Wien ; Baltimore : Urban und Schwarzenberg, 1996
ISBN 3-541-18121-4

Lektorat und Planung: Ursula Illig, München
Redaktion: Ulrike Kriegel, München
Herstellung: Christine Zschorn, München
Zeichnungen: Henriette Rintelen, München
Umschlaggestaltung: Dieter Vollendorf, München

Satz: Design-Typo-Print GmbH, Ismaning
Druck: Appl, Wemding
Bindung: Monheim, Monheim

Printed in Germany
© Urban & Schwarzenberg 1996

ISBN 3-541-18121-4

Geleitwort

Entwicklung und Fortschritt in der Medizin und Zahnmedizin haben die Grenzen sowohl in der Diagnostik als auch in der Therapie in den letzten Jahren ständig hinausgeschoben. Dies gilt insbesondere für die zahnärztliche Implantologie, die nach erschwertem Start vor zwei Jahrzehnten heute zu einer anerkannten wissenschaftlichen Methode der Therapie geworden ist. Durch kontinuierliche Optimierung der Implantatform, des Implantatmaterials sowie der Suprastrukturen steht heute eine Behandlungsmethode zur Verfügung, die dem Patienten als wissenschaftlich abgesichertes Verfahren angeboten und durchgeführt werden kann. Damit gehört heute das zahnärztliche Implantat zum Gesamtkonzept der oralen Rehabilitation.

Der Wissenszuwachs in der Medizin und Zahnmedizin steigert sich in den letzten Jahren in unübersehbare Dimensionen. Ein Teil des Wissens kann heute kaum mehr im Regelunterricht des Studiums der Zahnmedizin abgehandelt werden, so daß oft nur punktuell, so auch zum Beispiel über die zahnärztliche Implantologie, berichtet werden kann. Ein Großteil des Wissens muß sich der Studierende oder der praktisch tätige Zahnarzt selbst erarbeiten, um seinen Patienten entsprechend beraten zu können. Dieses trifft vor allem auch auf die zahnärztliche Implantologie zu.

Das vorliegende Buch soll diese Lücke ausfüllen und den Interessierten in die Thematik der zahnärztlichen Implantologie einführen. Damit liefert es das Rüstzeug für die Diskussion mit dem Patienten und möglicherweise den Einstieg in die zahnärztliche Implantologie entweder in ihrer Gesamtheit oder in Teilaspekten.

Dem Buch ist eine weite Verbreitung zu wünschen.

Prof. Dr. P. A. Reichart, Berlin, 1996.

Vorwort des Autors

Jeder von uns ist zur kontinuierlichen Aktualisierung und Erweiterung seiner Kenntnisse verpflichtet, da die Fortbildung heute zu einem wichtigen Element der ärztlichen Sorgfaltspflicht geworden ist.

Die Einführung in die zahnärztliche Implantologie möchte das dem Studenten im offiziellen Lehrprogramm vermittelte Wissen ergänzen und weiterführen sowie all diejenigen Zahnärzte, die in ihrem weiter zurückliegenden Studium überhaupt nichts über Implantationen erfahren konnten, nachträglich informieren und für sie ein geeignetes Mittel zur geforderten Weiterbildung sein.

Die straffe, didaktisch ausgerichtete Gliederung des umfangreichen Stoffes soll den durch zahlreiche Einzelinformationen sehr beanspruchten Leser in die Lage versetzen, stets den Überblick zu behalten. Thematische Überschneidungen und Wiederholungen ließen sich dabei nicht immer vermeiden.

Durch vielfältige Faktoren komplizierte Themen wurden abschließend in Tabellenform zusammengefaßt.

Besonders ausführlich wurde die Implantatversorgung des zahnlosen Unterkiefers behandelt, weil diese Therapie sich am ehesten für Implantateinsteiger eignet.

Im letzten Kapitel wird auf die im Buchhandel erhältliche, weiterführende Literatur hingewiesen.

Danken möchte ich meinem zahntechnischen Labor Kröly, Hannover, insbesondere den Herren ZTM Helmut Kröly und ZTM Günther Heidorn, für ihre beispielhafte Kooperation, außerdem meinen Sozii Arnold Gerdes und Dr. Susanne Brandt sowie meiner Frau Dr. Sybille Brandt.

Hans H. Brandt, Hannover, 1996.

Inhaltsverzeichnis

Inhaltsverzeichnis

1 Einleitung

1.1 Historisches

Das Bestreben, defekte oder verlorengegangene Körperteile zu ersetzen, ist so alt wie die Menschheit selbst. Die Ergebnisse derartiger menschlicher Bemühungen blieben allerdings bis vor kurzem in fast allen Bereichen der Medizin und auch in der Zahnmedizin inadäquat und unbefriedigend. Der bisher zahnärztlicherseits eingegliederte Zahnersatz war vor allem insofern inadäquat, weil er unvollständig war. Er ersetzte nur Teile des natürlichen Zahns, nämlich dessen Kaufläche oder Krone, nicht jedoch dessen Wurzel.

Die meisten der heute verwendeten Methoden zur Herstellung und Eingliederung von konventionellem Zahnersatz waren schon den Zahnärzten des 19. Jahrhunderts geläufig. In unserem Jahrhundert konnten zwar kleinere, vor allem ästhetische Verbesserungen durch den Einsatz geeigneterer Materialien erreicht werden. Die Prothesenbasis wurde nun nicht mehr aus Kautschuk (Abb. 1-1) und die Prothesenbackenzähne nicht mehr aus Porzellan, sondern aus Kunststoff hergestellt. Die Goldkronen (Abb. 1-2) wurden vestibulär und inzisal, unter Umständen auch okklusal verblendet, zunächst mit Kunststoff später mit Keramik.

Im Prinzip aber blieb es dabei, daß festsitzender Zahnersatz nur beim Fehlen weniger Zähne darstellbar war, und daß bei diesem Brückenersatz oftmals noch gesunde Nachbarzähne zur Aufnahme von Kronen beschliffen werden mußten. Unter der Funktion konnte es zur Überlastung bzw. Fehlbelastung der Brückenpfeilerzähne kommen.

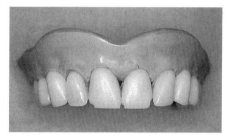

Abbildung 1-1. Alte Oberkiefertotalprothese aus Kautschuk mit Porzellanzähnen.

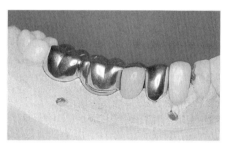

Abbildung 1-2. Alte Brücke mit Vollgoldkronen.

Besonders problematisch war und ist unter diesen Gesichtspunkten der Brückenzahnersatz bei Jugendlichen nach Verlust oder Nichtanlage einzelner Zähne zu bewerten.

Ebenfalls blieb man bis heute bei den alten Methoden der Herstellung und Eingliederung von Zahnersatz für Zahnlose. Man ersetzte nur Kauflächen bzw. Zahnkronen. Ein Ersatz für verlorengegangene Zahnwurzeln war nicht möglich. Die Instabilität dieser schleimhautgetragenen Totalprothesen und die durch sie verursachte Kieferkammatrophie (Abb. 1-3) konnte auch durch Verbesserungen der

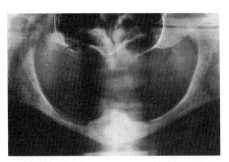

Abbildung 1-3. Extreme Knochenatrophie im Ober- und Unterkiefer.

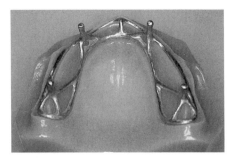

Abbildung 1-4. Altes subperiostales Gerüstimplantat für den zahnlosen Oberkiefer.

Abdruck- und Prothesenwerkstoffe nicht vermieden und durch chirurgische Maßnahmen nicht dauerhaft kompensiert werden.

Jeder Zahnarzt mußte daher nach wenigen Jahren der Praxis erkennen, daß die gingival getragene Unterkiefertotalprothese für viele zahnlose Patienten eine ungeeignete, destruktive Therapie ist. SCHULTE sieht hierin sogar eine Kapitulation der Zahnheilkunde vor der Zahnlosigkeit.

Zum Glück gab es in unserem Jahrhundert mutige Zahnärzte, die bei der Suche nach einem Ausweg aus dieser Sackgasse mit einer bewundernswerten Beharrlichkeit etwas wagten, was die geltende Lehrmeinung für aussichtslos hielt. Die Vorstellung, zum Ersatz der Zahnwurzel einen Fremdkörper in den Organismus einzubringen und nun zu erwarten, daß dieser ohne Abstoßungsreaktion einheilt und außerdem noch durch Kaukräfte belastbar sein könnte, obwohl er mit dem Pfosten das Integument des Körpers durchbohrt, widersprach allen bisherigen Erfahrungen und elementaren biologischen Grundsätzen. Dennoch setzten 1937 der deutsche Zahnarzt MÜLLER und 1941 der schwedische Zahnarzt DAHL in ihren Praxen zahnlosen Patienten, die den üblichen Zahnersatz nicht tragen konnten, subperiostale Gerüst-Implantate (Abb. 1-4) ein. Diese Methode wurde in Europa und Amerika

(GERSHKOFF, GOLDBERG) begeistert aufgenommen, da für diese Therapie ein großer Bedarf vorhanden war. Einige dieser Gerüste sollen 20 Jahre lang funktionstüchtig geblieben sein. Die meisten mußten jedoch bald wieder entfernt werden. Die narbigen Folgezustände waren wesentlich schlechter als die entsprechenden Situationen vor der Implantation. Dadurch gerieten diese und auch später entwickelte Implantate anderer Art so sehr in Mißkredit, daß jahrelang kaum noch Implantationen vorgenommen wurden.

1947 berichtete FORMIGGINI über ein endo-alveoläres Tantalimplantat. 1962 veröffentlichte SCIALOM seine Erfolge mit enossalen Nadelimplantaten aus Tantal und CHERCHÈVE ebensolche mit einer enossalen Schraube aus Titan. Ihnen folgten SANDHAUS, TRAMONTE, LINKOW und HEINRICH mit Publikationen über eigene Implantate. Seit 1969 wurden die Implantate dieser Autoren, für deren Einführung und Weiterentwicklung sich im deutschsprachigen Raum besonders PRUIN (Nadelstraße) und GRAFELMANN (Blattimplantate) eingesetzt haben, in sehr zögerlich wachsender Anzahl, aber mit beachtlichem Erfolg angewendet. Nur wenige Jahre danach wurden hier auch neue enossale Implantate entwickelt, sowohl aus der Praxis heraus als auch von den Universitäten, die sich nach anfänglicher Zurückhaltung nun intensiv der implantologischen Grundlagenforschung und der Aufarbeitung der zwischenzeitlich empirisch gewonnenen Erkenntnisse widmeten. Es waren dies die IMZ-Implante (KOCH), die ITI-Hohlzylinderimplantate (SCHROEDER), die Tübinger Keramikimplantate (SCHULTE), die Biolox®-Keramikimplantate (MUTSCHELKNAUS), die TPS-Schrauben (LEDERMANN) und die ITI-Bonefit®-Implantate (BUSER). Hinzu kam das in Schweden aus der Grundlagenforschung heraus entwickelte BRÅNEMARK®-Implantat, dessen langjährige Erfolgsstatistiken die internationale Fachwelt in Erstaunen versetzten.

Von grundsätzlicher, nachhaltiger Bedeutung für künftige Implantate war die Einführung der Titan-Plasma-Flame-Beschichtung von SCHROEDER 1976 und das mehrzeitige Vorgehen von BRÅNEMARK 1969 und KOCH 1976.

Die jüngsten Neuentwicklungen wie das Ha-Ti®-Implantat (LEDERMANN), das Pitt-Easy® Bio-Oss®-Implantat (GRAFELMANN), das Ankylos®-Implantat (NENTWIG), das Frialit®-2- (HARTMANN) und das Tiolox®-Implantat (HOTZ) sind mehrzeitig und bestehen aus Titan. Einige von ihnen tragen eine keramische Oberflächenbeschichtung.

Maßnahmen zur Verbesserung des Implantatlagers wie die Augmentation und die gesteuerte Knochenregeneration erweiterten die zunächst eng gefaßten Indikationsgrenzen für enossale Implantate und eröffneten bis dahin ungeahnte therapeutische Möglichkeiten. Diese Entwicklungen sind noch keineswegs abgeschlossen, sondern schreiten so schnell voran, daß Neuauflagen von Fachbüchern dem kaum folgen können.

1.2 Heutige und künftige Bedeutung der zahnärztlichen Implantologie

Die zahnärztliche Implantologie, insbesondere das Einbringen von enossalen Implantaten, ist 1982 durch die Deutsche Gesellschaft für Zahn-, Mund- und Kieferkrankheiten wissenschaftlich anerkannt worden. Staatlicherseits wurde die Implantologie 1988 durch die Aufnahme zahnärztlich-implantologischer Leistungen in die amtliche Gebührenordnung für Zahnärzte (GOZ) legitimiert.

Zur Zeit arbeiten nur etwa 7% aller deutschsprachigen Zahnärzte mit Implantaten. Dementsprechend muß die Bedeutung der Implantologie innerhalb der im deutschsprachigen Raum praktizierten Zahnheilkunde heute noch als gering eingeschätzt werden. Die bei vielen Zahnärzten vorherrschende Meinung, Implantate seien nur dort indiziert, wo konventioneller Zahnersatz versagt habe, behindert offenbar die schnellere Akzeptanz neuerer Erkenntnisse.

Diese neuen Erkenntnisse bestehen darin, daß implantatgetragener Zahnersatz der Wiederherstellung der ursprünglichen Funktion generell am nächsten kommt, nicht nur bei zahnlosen Patienten, sondern auch nach Einzelzahnverlust und beim Lückengebiß.

In den letzten Jahren konnte bewiesen werden, daß die Inaktivitätsatrophie des Alveolarkamms durch Implantate aufzuhalten ist, und zwar um so eindrucksvoller, je eher nicht erhaltungswürdige Zähne durch Implantate ersetzt werden. Ferner haben zahlreiche Nachuntersuchungen eindeutig gezeigt, daß Implantationen mit und ohne ergänzende chirurgische Maßnahmen der alleinigen präprothetisch-chirurgischen Therapie überlegen sind.

In den kommenden Jahren werden diese Erkenntnisse in der zahnärztlich-prothetischen Versorgung einen allmählichen Wandel zugunsten implantatgetragenen Zahnersatzes herbeiführen. Auch der Vorstand der Deutschen Gesellschaft für Zahn-, Mund- und Kieferkrankheiten ist dieser Ansicht, denn er hat schon 1982 zum Ausdruck gebracht, daß „die zahnärztliche Implantologie bei entsprechend kritischer Abwägung unter Umständen anderen Behandlungsmethoden

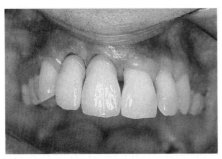

Abbildung 1-5. Implantatgetragene Einzelkronen ohne Verbindung zu den natürlichen Nachbarzähnen 13 und 21 beim Fehlen der Zähne 11 und 12.

vorzuziehen ist". Insofern könnte sogar der Tag kommen, an dem ein Gericht die rechtliche Frage klären muß, ob die Unterlassung der Empfehlung einer Implantation nicht einen Verstoß gegen die ärztliche Aufklärungspflicht darstellt.

Seit durch Einzelfälle bekannt geworden ist, daß die Kau- und Sprechfunktion, das Aussehen (Abb. 1-5) und damit das orale Wohlbefinden und die Lebensqualität in einer für Laien kaum faßbaren Weise durch Implantate verbessert werden kann, ist die Öffentlichkeit an keinem Thema der Zahnheilkunde so sehr interessiert wie an der Implantologie. Wie oftmals neigen die Medien auch in diesem Fall zur Übertreibung, indem sie den Eindruck erwecken, die Zahnheilkunde habe nun dank der Implantologie alle Zahnersatz-Probleme gelöst. Es gibt aber noch Fragen, die nicht ausreichend erforscht sind, wie beispielsweise die biologische Bedeutung der Abgabe von Metallionen bei Titanimplantaten oder welche Implantatbeschichtung am günstigsten ist, usw.

Dennoch bewirken die über das Ziel hinausschießenden Presseberichte, daß immer mehr Patienten trotz hoher Kosten Implantate haben möchten, und immer mehr Zahnärzte implantologisches Wissen und Können erwerben wollen, um diesen Patientenwünschen in ihrer Praxis entsprechen zu können.

Beim Umgang mit Journalisten und der industriellen Werbung muß die Implantologie ihrerseits sich allerdings davor hüten, sensationelle und werbewirksame, aber unwissenschaftliche Formulierungen wie „atraumatisches Operationsverfahren" aus deren Vokabular zu übernehmen. Es gibt kein atraumatisches Operieren. Dies wäre nach dem heutigen medizinischen und juristischen Verständnis einer Operation ein Widerspruch in sich.

Das enossale Implantat wird sich als zuverlässiges, berechenbares Therapeutikum erweisen und deshalb langfristig von allen Zahnärzten akzeptiert werden. Seine Bedeutung innerhalb der zahnärztlichen Prothetik wird so groß werden, daß kein angehender Zahnarzt mehr ohne fundierte Kenntnisse auf diesem Gebiet auskommen wird. Fast alle deutschsprachigen Universitäten haben dies erkannt und vermitteln ihren Studenten bereits implantologische Grundkenntnisse in Vorlesungen und Kursen. Außerdem bieten die Landeszahnärztekammern, die Industrie und private Fortbildungsinstitute in steigendem Maße implantologische Fortbildung für Anfänger und Fortgeschrittene an. Fast alle diese Seminare und Kurse sind gut besucht.

Die Summe aller im deutschsprachigen Raum eingesetzten zahnärztlichen Implantate dürfte die Zahl 400 000 überschritten haben. Allein in Deutschland wurden 1994 über 40 000 Implantate verwendet. Der weiteren Verbreitung implantatgetragenen Zahnersatzes wird wahrscheinlich erst dadurch eine Grenze gesetzt, daß es künftig immer mehr Menschen gelingen wird, ihre natürlichen Zähne ein ganzes Leben lang zu erhalten. Es steht jedoch fest, daß die Implantate das Spektrum zahnärztlicher Therapie erweitert haben. Zahnersatz wird in Zukunft immer häufiger implantatgetragen sein, wenngleich vor allem aus ökonomischen und organisatorischen Gründen, die meisten Patienten noch lange Zeit mit konventionellen Methoden versorgt werden müssen.

2 Nominelle Zuordnung

2.1 Zuordnung nach Implantataufnahmegewebe

Die nominelle Zuordnung nach dem Gewebe, in das ein Implantat eingebracht wird, ist international gebräuchlich. Man unterscheidet:
– subperiostale Implantate,
– Schleimhautimplantate,
– endodontische Implantate,
– enossale Implantate.

2.1.1 Subperiostale Implantate

Bei den subperiostalen Implantaten handelt es sich um gegossene Gerüste aus Stahllegierungen oder Titan für zahnlose Kieferanteile oder den ganzen Ober- bzw. Unterkiefer, die unter dem Periost (deshalb subperiostal) auf dem Kieferknochen lagern.

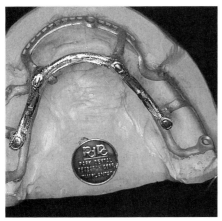

Abbildung 2-1. Oberkiefergerüstimplantat.

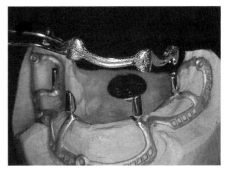

Abbildung 2-2. Oberkiefergerüstimplantat mit noch nicht verblendeter Suprastruktur.

Hierfür wird in einer Primäroperation vom knöchernen Kiefer, der vorher von sämtlichen bedeckenden Weichgeweben entblößt wurde, ein Abdruck genommen. Anschließend werden die abpräparierten Weichgewebe durch Nähte verschlossen und der Heilung überlassen. Vom Abdruck wird ein Kiefermodell hergestellt, auf dem ein Wachsgerüst modelliert wird. Danach wird das Implantat gegossen (Abb. 2-1). In einer zweiten Operation wird der Kiefer nochmals total freigelegt, und das gerüstartige Implantat auf dem Knochen plaziert. Periost und Mukosa werden darüber so vernäht, daß mehrere Gerüstpfosten die Weichgewebe perforieren und in die Mundhöhle ragen. Auf diesen Pfosten kann dann ein festsitzender oder abnehmbarer Zahnersatz gelagert werden (Abb. 2-2).

Das Verfahren belastet den Patienten mit zwei mehrstündigen Operationen und stellt hohe Anforderungen an das Operationsteam, an die Praxisausstattung und das Labor.

Mit der Erweiterung der Indikation enossaler Implantate auf Kieferverhältnisse, bei denen früher nur subperiostale Implantate möglich waren, verlor die aufwendige subperiostale Methode sehr an Bedeutung. Subperiostale Implantate bleiben daher in den folgenden Kapiteln unberücksichtigt.

2.1.2 Schleimhautimplantate

Ebenso wie die subperiostalen Implantate gehen auch die Schleimhautimplantate auf den schwedischen Zahnarzt DAHL zurück, der sie bereits 1943 anwendete. 30 Jahre später wurden diese Schleimhautanker von den Amerikanern JUDY und WEISS durch ein genormtes Instrumentarium verbessert als „mucosal" oder „intramucosal inserts" vorgestellt. Eine keramische Variante wurde von ENGELS publiziert.

Bei dieser Methode werden mit einem Spezialinstrument Defekte in die Oberkieferschleimhaut gestanzt, in die an der Protheseninnenseite befestigte, pilzförmige Anker aus Titan oder Keramik einschnappen sollen (Abb. 2-3).

Die Prothese muß ständig getragen werden, darf also nur kurzzeitig zum Reinigen herausgenommen werden, sonst heilen die Vertiefungen in der Schleimhaut rasch wieder zu. Die Prothese paßt dann nicht mehr.

Im deutschsprachigen Raum erfuhren Schleimhautanker nur eine geringe Akzeptanz und werden heute kaum noch verwendet.

2.1.3 Endodontische Implantate

Bei den endodontischen Implantaten handelt es sich um Stifte aus Metall oder Keramik, die durch den Wurzelkanal in den Knochen oberhalb bzw. unterhalb des Foramen apicale eingebracht werden.

Auf diese Weise sollen Zähne, deren Wurzeln nicht mehr ausreichend im Alveolarknochen verankert sind, transdental fixiert und stabilisiert werden (Abb. 2-4). Man nennt diese Art der Implantation daher auch „transdentale Fixation" oder „endodontische Stabilisation". Sofern die Zähne nicht schon avital waren, büßen sie bei der Stabilisation ihre Vitalität ein.

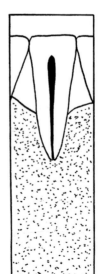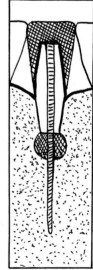

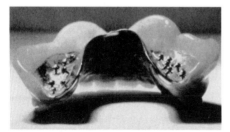

Abbildung 2-3. Oberkieferprothese mit Schleimhautankern.

Abbildung 2-4. Endodontische Stabilisation.

Die Methode wurde erstmals 1943 von STROCK publiziert und inspirierte zahlreiche Autoren zur Entwicklung eigener Verfahren mit dazugehörigen speziellen Instrumentarien.

Endodontische Implantate konnten zunächst u.a. deshalb eine gewisse Bedeutung erlangen, weil sie überall dort sofort verwendet werden konnten, wo die Voraussetzungen für die Durchführung einer Wurzelspitzenresektion gegeben waren (s. a. Kap. 6.2).

Die Anwender endodontischer Implantate sahen vor allem darin einen **Vorteil,** daß die Implantate die *Schleimhaut nicht perforieren.* Durch den Erhalt des natürlichen Gingivaattachments am stabilisierten Zahn brauchten sie das vermeintliche Risiko einer unzureichenden, bakteriendurchlässigen Anheftung der Gingiva an den Hals enossaler Implantate nicht einzugehen.

Weil sich derartige Befürchtungen hinsichtlich der Durchlässigkeit der Gingivamanschette am Implantathals als unzutreffend erwiesen haben, geben immer mehr Implantologen bei sich überschneidender Indikation heute enossalen Implantaten den Vorzug, indem sie instabile Zähne extrahieren und hier sofort oder später enossale Implantate einbringen.

2.1.4 Enossale Implantate

Von allen zahnärztlichen Implantaten fanden die enossalen Implantate die größte Akzeptanz, weil mit ihnen erstaunlich gute Ergebnisse erzielt werden und ihr Anwendungsbereich ständig erweitert wird.

> Enossale Implantate werden in den Kieferknochen eingebracht, nachdem hier mit Hilfe von Bohrern oder Fräsern passende Hohlräume für die Aufnahme der Implantate geschaffen wurden. Der größte Anteil dieser Implantate, nämlich der Implantatkörper, befindet sich im Knochen, daher die Bezeichnung „en-ossal" (Abb. 2-5).

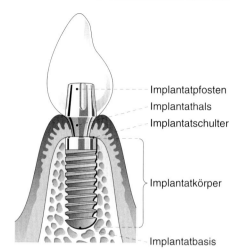

Implantatpfosten
Implantathals
Implantatschulter

Implantatkörper

Implantatbasis

Abbildung 2-5. Enossales Implantat.

Seit 1962 SCIALOM über Erfolge mit enossalen Nadelimplantaten berichtet hatte, wurden in den Folgejahren zahlreiche anders aussehende enossale Implantate entwickelt, die sich in ihrer Form, Oberflächengestaltung, Materialverwendung und Einheilungsart teils deutlich, teils aber auch nur unwesentlich voneinander unterscheiden.

Enossale Implantate können unter einer geschlossenen Weichteildecke *gedeckt,* also subperiostal und subgingival, einheilen (Abb. 2-6) oder von vornerein transgingival in die Mundhöhle hin-

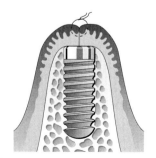

Abbildung 2-6. Gedeckte Implantat-Einheilung.

einragen und somit *„offen"* einheilen (Abb. 2-7).

In Kapitel 6 werden 43 enossale Systeme vorgestellt.

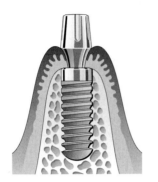

Abbildung 2-7. Offene Implantat-Einheilung.

2.2 Zuordnung nach zeitlichem Vorgehen

Enossale Implantationen können sofort nach dem Verlust eines oder mehrerer Zähne oder erst später vorgenommen werden. Dementsprechend unterscheidet man:
– Sofortimplantationen,
– verzögerte Sofortimplantationen,
– einzeitige bzw. einphasige und mehrzeitige bzw. mehrphasige Spätimplantationen (Tab. 2-1).

Tabelle 2-1. Zeitliche Zuordnung von enossalen Implantaten.

Zeit	Vorteile	Nachteile
Sofortimplantation	kaum Knochenabbau schnelle proth.Versorgung ideale Implantatposition	mehr Wundheilungsstörungen und Mißerfolge häufiger große Spalträume zwischen Implantat und Knochen u.U. keine gedeckte Einheilung oder ungünstige periimplantäre Schleimhautverhältnisse
verzögerte Sofort-implantation	kaum Knochenabbau schnelle proth.Versorgung entzündungsfreies Milieu ideale Implantatposition gedeckte Einheilung möglich günstige periimplantäre Schleimhautverhältnisse	große Spalträume zwischen Implantat und Knochen möglich
einzeitige Spät-implantate	Kongruenz zwischen Implantat und knöchernem Implantatbett, schnelle prothetische Versorgung gute Weichteilmanschette	u.U. zuwenig Knochen durch Inaktivitätsatrophie keine gedeckte Einheilung, u.U. zu frühe Belastung, die die Osteointegration gefährdet
mehrzeitige Spät-implantate	Kongruenz zwischen Implantat und knöchernem Implantatlager durch gedeckte Einheilung nahezu sichere Osteointegration	u.U. zuwenig Knochen durch Inaktivitätsatrophie langwieriges, aufwendiges Implantatverfahren weniger gute Weichteilmanschette?

2.2.1 Sofortimplantationen

Bei der Sofortimplantation wird unmittelbar nach der Zahnextraktion (oder auch bis acht Tage post extractionem) mit speziellen Bohr- und Fräsinstrumenten ein passendes Implantatknochenlager im Bereich der leeren Alveole präpariert, in das das Implantat eingebracht wird. Eine erfolgreiche Einheilung ist nur zu erwarten, wenn es gelingt, mindestens drei Viertel der labialen Alveolenwand zu erhalten und das Implantat primär fest im Knochen zu verankern. Es eignen sich hierfür vor allem *konisch geformte, einschraubbare Implantate* (s. auch Kap. 6.4), weil die konische Gestalt (Abb. 2-8) eher der Alveolenform entspricht und die Verkeilung des Gewindes im entsprechend geformten Knochen mehr mechanische Primärstabilität schafft als bei geradzylindrischen Implantaten ohne Gewinde (Abb. 2-9).

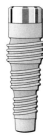

Abbildung 2-8. Konisches Implantat mit Gewinde.

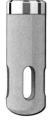

Abbildung 2-9. Geradzylindrisches Implantat ohne Gewinde.

Die neueste Entwicklung stellt das 1995 von GIELOFF et al. inaugurierte individuelle Sofortimplantat aus Titan namens **Bio-Design-Implantat** dar. Nach Vermessen der Wurzel des extrahierten Zahnes via Laserabtastung wird computergesteuert aus einem Titanblock ein, für die Alveole „maßgeschneidertes", wurzelförmiges Implantat gefräst, das etwas größer ist als das natürliche Vorbild. Die Implantate können gedeckt oder auch offen einheilen und nach drei Monaten belastet werden.

Sofortimplantationen haben den **Vorteil,** daß die nahezu ideale Implantatposition vorgegeben ist, und daß die knöcherne Ausheilung der Alveole nicht abgewartet werden muß, der Patient also schneller endgültig prothetisch versorgt werden kann. Außerdem wird der sonst nach Zahnverlust eintretende Knochenabbau im Alveolarfortsatz in Grenzen gehalten.

Allerdings entstehen nach Sofortimplantationen oft ungünstige periimplantäre Schleimhautverhältnisse (bewegliche Schleimhaut ohne Keratinisierung, narbige Verziehung des Vestibulums). Wundheilungsstörungen (Ödeme, Hämatome, Nahtdehiszenzen) und Mißerfolge treten häufiger auf als bei Spätimplantationen. Viele Autoren nehmen daher Sofortimplantationen nur noch bei traumatischen Zahnverlusten vor und geben ansonsten der verzögerten Sofortimplantation den Vorzug.

2.2.2 Verzögerte Sofortimplantationen

Bei diesem Verfahren wird die Implantation nach dem Zahnverlust ein bis zwölf Wochen lang hinausgezögert, um dem Körper Gelegenheit zu geben, Entzündungen im parodontalen Bereich ausheilen zu können. Die Alveole ist dann mit Weichgewebe ausgefüllt und unter Umständen auch schon durch Epithel verschlossen, aber noch nicht knöchern verheilt. Die beginnende Verknöcherung ist auf einem Röntgenzahnfilm erkennbar.

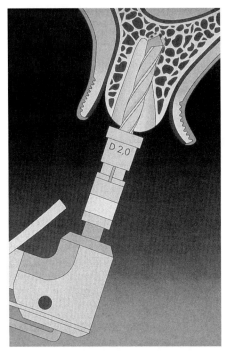

a

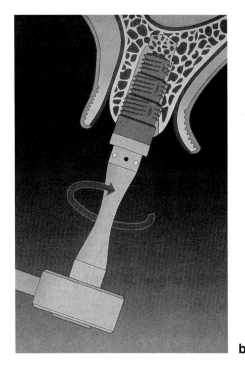

b

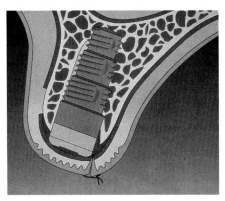

c

Abbildung 2-10.
a) Verzögerte Sofortimplantation – Fräserausrichtung an palatinaler Kortikalis.
b) Verzögerte Sofortimplantation mit Frialit®-2-Stufenschraube.
c) Weichteilverschluß für gedeckte Einheilung bei verzögerter Sofortimplantation.

Das Implantat kann dann wie bei der Spätimplantation in ein *entzündungsfreies Milieu* eingebracht werden, was bei einer unmittelbar nach dem Zahnverlust vorgenommenen Sofortimplantation nicht immer gewährleistet ist.

Die Implantate können nach der oberflächlichen Abheilung der Wunde mit ei-nem spannungsfrei zu präparierenden Mukosalappen abgedeckt werden (Abb. 2-10). Die periimplantären Schleimhautverhältnisse können günstig gestaltet werden. Die Position des Implantats ist vorgegeben. Auch für die verzögerte Sofortimplantation sollten weniger geübte Implantologen konische Implantate benutzen, da bei geradzylindrischen Implantaten durch die Inkongruenz fast immer erhebliche Spalträume entstehen, die die erforderliche Primärstabilität mindern. Der Implantatdurchmesser sollte möglichst so groß sein wie der Wurzeldurchmesser des verlorenen Zahns. Günstiger ist es, wenn er dem jeweiligen Knochenangebot entsprechend noch größer gewählt werden kann. Sind nach der Insertion zwischen Implantat und knöcherner Alveolenwand Spalträume erkennbar, kann mit einer Membran abgedeckt werden (s. a. Kap. 9.4).

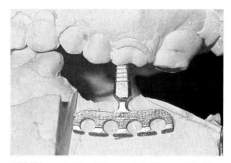

Abbildung 2-11. Altes einteiliges Blattimplantat im Gipsmodell.

2.2.3 Spätimplantationen

Als Spätimplantationen werden Implantationen bezeichnet, die bei *Nichtanlage* von Zähnen oder nach *Zahnverlust* in knöchern ausgeheilten Kieferabschnitten vorgenommen werden. Hierfür sollten mindestens sechs Monate post extractionem vergangen sein. Verschiedene Systeme für Spätimplantationen werden in Kapitel 6.5 vorgestellt.

Spätimplantationen können nur einen chirurgischen Eingriff oder auch mehrere, zeitlich voneinander getrennte Operationen erfordern. Dementsprechend unterscheidet man *einzeitige* und *mehrzeitige Spätimplantationen.*

2.2.3.1 Einzeitige oder einphasige Spätimplantationen. Die ersten enossalen Implantate waren einteilig und für einzeitige Spätimplantationen konstruiert (Abb. 2-11). Implantatkörper und Pfosten sind dabei ein untrennbares Ganzes. Die Pfosten ragen unmittelbar post implantationem in die Mundhöhle hinein. Man spricht deshalb von einer *offenen* oder *transgingivalen Einheilung.* Die Implantatpfosten sind dem Zungen- und Kaudruck sofort ausgesetzt. Werden mehrere einzeitige Implantate eingebracht, können diese sofort durch provisorische Brücken oder Stege miteinander verblockt werden, um die Belastung zu minimieren. Die endgültige prothetische

Versorgung einteiliger Implantate kann bald nach der Insertion beginnen. Daher kann die gesamte implantatprothetische Behandlung mit einzeitigen Spätimplantaten ohne längere Unterbrechung in einem relativ kurzen Zeitraum erfolgen. Bei Implantation von vier Ledermann-Schrauben im zahnlosen Unterkiefer z.B. (s. a. Kap. 6.5.31) genügt unter Umständen ein einziger Tag.

Die Knochenanlagerung ist bei einzeitigen Implantaten nach primär funktioneller Belastung nur unwesentlich geringer als bei zweizeitigen Implantaten (50–57% der Implantatoberfläche).

2.2.3.2 Mehrzeitige oder mehrphasige Spätimplantationen. Die ersten mehrzeitigen Implantate wurden von KOCH (IMZ) und BRÅNEMARK konstruiert, nachdem PASQUALINI 1972 bereits eine entsprechende Mitteilung veröffentlicht hatte.

Die Implantate bestehen aus mindestens zwei Teilen (Implantatkörper und Implantatpfosten) (Abb. 2-12). Bei diesen mehrzeitigen, mehrteiligen Implantaten wird in einer Erstoperation der Implantatkörper in den Knochen eingebracht. Nach einer Einheilzeit von drei bis sechs Monaten, in denen das Implantat prothetisch nicht belastet ist, wird der dann in der Regel osteointegrierte Implantatkörper durch einen Pfosten komplettiert. Das Implantat kann erst danach

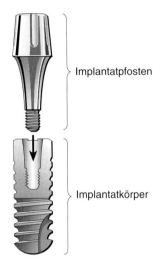

Implantatpfosten

Implantatkörper

Abbildung 2-12. Zweiteiliges Implantat.

die endgültige prothetische Suprastruktur erhalten.

Bei den mehrteiligen, mehrzeitigen Implantaten unterscheidet man solche, die transgingival wie die einteiligen Implantate offen einheilen (s. Abb. 2-7), und andere, die unter den nach der Implantation dicht vernähten Weichteilen gedeckt (submerged) einheilen (s. Abb. 2-6). Bei letzteren werden nach drei bis sechs Mo-

naten die bedeckenden Weichteile wieder eröffnet, und das Implantat für das Aufsetzen eines Gingivaformers und die zehn bis 14 Tage später erfolgende Komplettierung durch den Pfosten (s. Abb. 2-12) freigelegt.

Die meisten neuen Implantatsysteme sind mehrteilig und mehrzeitig, um durch eine belastungsfreie Einheilzeit möglichst sicher eine Osteointegration zu erreichen. Manche Implantatsysteme haben nur Implantattypen für eine gedeckte Heilung. Andere Systeme arbeiten mit gedeckt und offen einheilenden Typen.

BUSER (1994) sieht nur in ästhetisch wichtigen Regionen und bei minderer Knochenqualität oder -quantität Vorteile bei der völligen Weichteilabdeckung des Implantats in der Einheilphase. Im Seitenzahnbereich bevorzugt er bei günstigem Knochenangebot die transgingivale Einheilung. Die in der postoperativen Wundheilung entstehende narbige Weichteilmanschette soll widerstandsfähiger und günstiger geformt sein als der später durch Gingivaformer gestaltete periimplantäre Weichteilabschluß am Implantathals. Andererseits verhindert das Abdecken des Implantats durch die Weichteile ein Hinunterwachsen von Epithel in der Einheilzeit.

3 Implantatmaterialien

3.1 Begriffsdefinitionen

3.1.1 Transplantation/Implantation

Im Gegensatz zur „Transplantation" als Bezeichnung für die Übertragung von lebendem Gewebe wird unter dem Begriff „Implantation" die Einpflanzung von totem Material in einen lebenden Organismus verstanden (Tab. 3-1).

Dabei kann das Implantatmaterial *homolog* sein, d.h. aus ehemals lebendem, abgetötetem, denaturiertem tierischem Gewebe (z.B. cialitkonserviertem oder lyophilisiertem Knochen, Knorpel, Kollagen, Gelatine) bestehen oder *alloplastisch* sein, also aus Metall, Kunststoff, Mineralien oder pflanzlichen Stoffen (z.B. Korallen, Algen) bestehen.

Alloplastische Materialien haben den Vorteil der praktisch unbegrenzten Verfügbarkeit an jedem Ort. Sie können einfach gelagert werden, man kann sie experimentell weiterentwickeln, mit anderen Stoffen kombinieren (z.B. beschichten), standardisieren und normieren.

3.1.2 Fremdkörperreaktionen

Alloplastische Materialien können Abwehr- bzw. Ausgrenzungsreaktionen, sogenannte Fremdkörperreaktionen auslösen; diese verlaufen aber bei Metallen und Keramiken bei weitem nicht so akut und dramatisch wie bei der Transplantation lebenden Gewebes.

Eine Fremdkörperreaktion ist seitens der Europäischen Gesellschaft für Biomaterialien (ESB) als Abweichung vom normalen Gewebeverhalten durch die Anwesenheit eines Fremdmaterials definiert. Dementsprechend würde die knöcherne Einheilung eines Materials im Knochen keine Fremdkörperreaktion darstellen.

Eine bindegewebige Einscheidung als alleinige Folge der Materialanwesenheit im Knochen wäre dagegen als Fremdkörperreaktion des Organismus zu werten. Nach DONATH strebt der Körper immer eine Ausgrenzung körperfremden Materials an. Diese kann durch Anlagerung von Bindegewebe und/oder Knochen erfolgen. Bei überwiegend bindegewebiger Abgrenzung spricht man von einer **Distanzosteogenese** bzw. **Fibrointegration.** Das entsprechende Material wird als *biotoleriert* eingestuft.

Tabelle 3-1. Begriffsdefinitionen.

	Transplantate	Implantate
bestehen aus	lebendem Gewebe z.B. Haut, Knochen, Herz, Leber, Lunge, Niere, Knorpel usw.	totem Gewebe bzw. totem Material z.B. konservierter Knochen, Knorpel, Kunststoff, Kollagen, Metall, Mineral, Gelatine, Pflanzen

Tabelle 3-2. Fremdkörperreaktionen.

Materialeigenschaft	Gewebereaktion	Begriffe
biotoleriert	bindegewebige Einscheidung (Distanzosteogenese)	Fibrointegration
biokompatibel	bindegewebige und knöcherne Einscheidung	Fibroosteointegration (teils Distanz- teils Kontaktosteogenese)
bioinert	Knochenanlagerung	Osteointegration (Kontaktosteogenese)
bioaktiv	biochemische Verbindung von Implantat und Knochen	Biointegration (Verbund-osteogenese)

Bleiben pathologische Gewebsreaktionen weitgehend aus und wächst der Knochen im Sinne einer **Kontaktosteogenese** unmittelbar bis an die Implantatoberfläche heran, wird dies als Zeichen dafür gewertet, daß das Implantatmaterial keine toxischen Substanzen an das umgebende Gewebe abgibt. Es wird dann als *kompatibel oder bioinert* bezeichnet.

Alle diese Attribute für Implantatmaterialien sind wissenschaftlich noch nicht exakt genug definiert und deshalb auch nicht allgemein anerkannt. Die Bezeichnungen „biotolerant" ist sogar irreführend, weil hiermit eine aktive Eigenschaft ausgedrückt wird, obwohl eine passive Eigenschaft beschrieben werden soll. Ausgesagt werden soll nämlich, daß ein Material vom Körper toleriert wird und nicht, daß sich das Material dem Körper gegenüber tolerant verhält.

Auf BRÅNEMARK geht der Begriff „**Osteointegration**" zurück. Er versteht darunter einen „direkten funktionellen und strukturellen Verbund zwischen dem organisierten, lebenden Knochengewebe und der Oberfläche eines belasteten Implantats".

Kommt es zu einer über den bindegewebsfreien mechanischen Kontakt (= Berührung) hinausgehenden physikochemischen Adaptation des Knochens an die Implantatoberfläche, spricht man von einer **Verbundosteogenese**. Materialien, bei denen dies beobachtet werden konnte, wie z.B. bei Trikalziumphosphat-Keramiken, Hydroxylapatit-Keramiken und Glaskeramiken, werden als *bioaktiv* bezeichnet (Tab. 3-2).

Die Reaktion des Implantatlagergewebes ist nicht nur vom Implantatmaterial abhängig, sondern auch von der Belastung des Implantats. Bei Implantaten, die während der Einheilung zu sehr belastet und bewegt werden, entsteht auch bei noch so guter Materialqualität eine Distanzosteogenese. Andererseits kann eine Verbund- oder Kontaktosteogenese an einem in Ruhe eingeheilten Implantat bei einer anschließenden überschwelligen Belastung wieder verlorengehen, so daß dann ein der Distanzosteogenese vergleichbarer Zustand am Implantat entsteht. Daher sind nicht nur die biochemischen Implantatmaterialeigenschaften, sondern auch physikalische, dynamisch-mechanische Vorgänge von Bedeutung, wenn es um Gebilde geht, die Zahnwurzeln ersetzen sollen.

3.1.3 Biomechanik

Verfahren zur Analyse von Belastungen und reaktiven Verformungen des Knochens, der Zähne und ähnlicher Gebilde, in diesem Falle von Implantaten werden dem Begriff der Biomechanik zugeordnet. Dieser wissenschaftliche Forschungszweig arbeitet mit abstrakten Methoden wie beispielsweise rechnergestützten dreidimensionalen **Finite-Element-Analysen** und auch mit konkreten **Belastungsmessungen** von Zähnen und Implantaten in vitro und in vivo.

Von besonderem Interesse für die Implantologie ist die *Lastverteilung* im Bereich der Grenzschicht zwischen Implantat und umgebendem Gewebe, die man interface nennt, und die *Festigkeit des Implantat-Knochen-Verbunds.* Man möchte eine Implantatform finden, die die Kaukräfte möglichst gewebeschonend in den Knochen überleitet. Die Oberfläche der Implantatanteile, an die sich Knochen anlagern kann, soll möglichst groß sein, damit die über das Implantat in den Knochen geleiteten Kaukräfte über möglichst viele Quadratmillimeter Implantatoberfläche auf möglichst viele Quadratmillimeter Knochen verteilt und dadurch auf ein tolerierbares Maß minimiert werden.

Eine früher oft verwendete, heute umstrittene experimentelle Methode ist die **spannungsoptische Untersuchung** unterschiedlich geformter Implantatkörper nach Einbettung in einen Spezialkunststoff. Diesbezügliche Untersuchungsergebnisse wurden bei der Konstruktion von Implantaten teilweise berücksichtigt, z.B. bei der Basisgestaltung von Extensionsimplantaten (früher offene, heute überwiegend geschlossene Formen) und bei der Gewindegeometrie für schraubbare Implantate, indem Spitzen und Kanten vermieden wurden und die dadurch erforderlichen Rundungen einen möglichst großen Radius bekamen. Bei diesen Untersuchungen muß bedacht werden, daß der Knochen unterschiedlich druckbelastbar ist. Kortikaler Knochen ist steifer und weniger elastisch als spongiöse Knochenformationen.

Für den praktizierenden Zahnarzt las-sen sich aus den biomechanischen Untersuchungen über allgemeingültige physikalisch-technische Prinzipien hinausreichende Folgerungen für sein Handeln vorerst kaum erkennen. Oft bestätigen deren Ergebnisse die Beobachtungen der Praxis, die bei der Konstruktion implantatgetragener Suprastrukturen schon berücksichtigt werden. Daher wurden die für den parodontal-gingival bzw. rein parodontal abgestützten Zahnersatz geltenden Grundsätze und Regeln auf die implantatgingival bzw. rein implantatgetragene Prothetik übertragen und nur partiell entsprechend den implantologischen Erfahrungen und Forschungsergebnissen abgewandelt.

3.2 Biologische und physikalisch-chemische Anforderungen an Implantatwerkstoffe

Auch für Implantationen gilt der von Hippokrates formulierte Grundsatz „Primum nil nocere". Implantatwerkstoffe dürfen dem Empfängerorganismus weder lokal noch allgemein schaden, insbesondere dürfen sie nicht karzinogen, toxisch oder radioaktiv sein und keine Antigene enthalten. Sie sollen **biokompatibel,** also für lebende Gewebe verträglich sein. Die Reaktionen des Knochens, des Periosts und der Gingiva in der Implantatumgebung sollen möglichst physiologischer Art sein. Dies bedeutet, daß die Vorgänge so ablaufen, als ob das Implantat nur ein mechanisches Hindernis sei, das sich ansonsten möglichst „angepaßt" oder wenigstens neutral verhält. Die Materialien sollen sich also im Empfängerorganismus chemisch möglichst stabil verhalten, nicht elektrochemisch angreifbar, wandelbar oder abbaubar sein. Dann kann es im Knochen zu einer ankylotischen Einheilung des Implantats kommen, was international mit dem noch nicht exakt genug definierten Begriff „Osteointegration" beschrieben wird.

Die Materialien sollen außerdem **biofunktionsfähig** sein, d.h. in den dem Implantationsort und der Funktion angepaßten Abmessungen über eine ausreichende mechanische Festigkeit verfügen, so daß sie auch unter Spitzen- und Langzeitbelastungen nicht frakturieren. Hierfür ist ein ausgewogenes Verhältnis zwischen Zugfestigkeit und Elastizitätsmodul wünschenswert.

Schließlich sollen die Werkstoffe auch *ästhetischen Anforderungen genügen*, sterilisierbar, im Röntgenbild darstellbar, entfernbar, bearbeitbar, gut zu reinigen und bezahlbar sein.

3.3 Metallische Implantatmaterialien

Wegen der nach dem Zahnverlust einsetzenden Atrophie des Kieferkamms steht oft nur wenig Knochen zur Aufnahme enossaler Implantate zur Verfügung. Dementsprechend können nur zierlich gestaltete Implantate eingebracht werden, die dennoch hohen Kaukräften standhalten müssen. Eine hohe Festigkeit und eine dem Knochen angepaßte Elastizität sind gefordert, Eigenschaften also, die vor allem bei Metallen anzutreffen sind.

Als **nachteilig** sind die zwischen Metallimplantaten und dem Lagergewebe möglichen chemischen Reaktionen anzusehen. Die hierbei am Implantat auftretenden unerwünschten Veränderungen werden als *Korrosion* bezeichnet, die entsprechende Lagergewebsschädigung als *Metallose*. Die Entstehung von Korrosion und Metallose wird folgendermaßen erklärt: „Gewebsflüssigkeiten enthalten reichlich Salze und Ionen. Sie wirken dadurch als Elektrolytlösungen. Insbesondere Chlorid- und Sauerstoffionen greifen Metalle elektrochemisch an und lösen Metallionen heraus. Diese werden entweder in die Milz, Lunge oder Leber abtransportiert oder über die Niere ausgeschieden oder in der Umgebung der

Implantate abgelagert. Hier entsteht dann ein fibröses, dunkel gefärbtes Narbengewebe, wie es von Amalgampartikeleinlagerungen in der Gingiva her bekannt ist".

Bei **Titan und Tantal** treten diese Reaktionen wegen der ihnen eigenen *oberflächlichen Oxidschicht* nicht ein. Dementsprechend wurden Titanionen nur in sehr geringen Mengen in der Umgebung von Titanimplantaten nachgewiesen. Pathogene Auswirkungen dieser minimalen Titanionenabgabe sind bisher nicht beobachtet worden. Die biologische Bedeutung der Metallionenabgabe ist noch nicht abschließend beurteilbar.

> Während andere Metalle in geeigneter Umgebung elektrochemisch reagieren, werden Titan und Tantal durch ihre oberflächliche Oxidschicht an dieser chemischen Aktivität gehindert, sie werden passiviert und so vor einer Korrosion weitgehend bewahrt.

Man glaubte zunächst, Titan sei wahrscheinlich dank seines Oxidfilms chemisch so resistent und passiv, daß der Knochen deshalb unbeeinflußt bis auf 100 Å an seine Oberfläche heranwüchse. Inzwischen sprechen neuere Untersuchungsbefunde, bei denen Titanionen in der Implantatumgebung festgestellt wurden, dafür, daß Titan mit der Gewebsflüssigkeit und deren Salzen chemisch reagiert und dabei komplexe titanphosphat- und kalziumhaltige Hydroxylgruppen bildet. So oder so werden Titanimplantate in der Regel osteointegriert, wenn sie korrekt und primär stabil eingebracht und in der Einheilphase nicht zu sehr belastet werden.

Tantal ist ähnlich biokompatibel wie Titan. Es wurde bereits früh als enossales Implantatmaterial verwendet. Weil Titan jedoch härter als Tantal ist, bevorzugt man heute bei der Implantatherstellung Titan, dessen Biokompatibilität durch eine spezielle Oberflächengestaltung noch gesteigert werden kann.

Reintitan mit einem Eisengehalt von maximal 0,5% gilt derzeit als das am besten geeignete Material für enossale Implantate, obwohl die Titanbearbeitung aufwendige Technologien erfordert.

Vereinzelt werden auch *Titanlegierungen* mit Bestandteilen von Aluminium und Vanadium verwendet, z.B. für die Herstellung der Titanaloyimplantate (s. a. Kap. 6.5.37). Diese Legierungen besitzen eine höhere Biegefestigkeit als reines Titan. Auch neuere Untersuchungen von BALFOUR (1995) ergaben, daß Implantate aus diesen Titanlegierungen (Ti-6Al/4V) eine bessere strukturelle Stabilität aufweisen als solche aus reinem Titan. FRITZEMEIER, KRUCHEN, WIRTZ u.a. befürworten den Einsatz von Titan auch für die Herstellung von implantatgetragenen Suprastrukturen (s. a. Kap. 8.3.5).

3.4 Keramische Implantatmaterialien

Keramiken sind Sinterprodukte aus nicht-metallischen, hochschmelzenden, anorganischen Stoffen z.B. aus **Aluminiumoxid,** das in der Natur in monokristalliner Form als Saphir und Rubin gefunden wird. In polykristalliner Form kommt es als Karborund vor, das als Schleifmittel auch in der Zahntechnik verwendet wird.

Bei der Herstellung zahnärztlicher Implantate wird das Aluminiumoxid unter hohem Druck verdichtet und bei über 2000 °C zu einem dichten, feinkörnigen Material versintert, das bei Körpertemperatur keine Ionen mehr abgeben soll und somit chemisch als außergewöhnlich beständig einzustufen ist.

Vor dem Hintergrund der nachgewiesenen Ionenabgabe von Titanimplantaten an die umgebenden Körpergewebe, deren Auswirkungen noch unerforscht sind, können Aluminiumoxid-Keramikimplantate aufgrund ihrer chemischen Beständigkeit in bezug auf irgendwelche pathogenen Nebenwirkungen a priori als unbedenklich angesehen werden. Die Tatsache, daß Aluminiumoxid-Keramik keine Ionen abgibt, wird auch als Ursache dafür angesehen, daß die hieraus gefertigten Implantate *keinerlei Fremdkörperreaktionen* hervorrufen. In der Industrie schätzt man die Aluminumoxid-Keramiken vor allem wegen ihrer *hohen Abriebfestigkeit.*

Der Schweizer Zahnarzt SANDHAUS hatte schon 1965 erkannt, daß sich dieses Material als Implantatwerkstoff eignen könnte, und hat es als Wurzelersatz aus Keramik mit Erfolg klinisch eingesetzt. Daraus entstand das erste keramische enossale Implantat, die CBS-Schraube (Crystalline bone screw). Allerdings resultierten aus der Anwendung dieser Implantate viele Mißerfolge infolge von Implantatfrakturen.

Die später in Deutschland entwickelten keramischen Implantate *Biolox® und Frialit®-1* bestehen zu 99,7% aus Aluminiumoxid. Sie erwiesen sich als sehr biokompatibel. Insgesamt sollen über 300 000 Aluminiumoxid-Implantate eingesetzt worden sein. Die Untersuchungsergebnisse bezüglich der Osteointegration von Aluminumoxid-Implantaten differieren zwischen schmalem Bindegewebssaum und direkter Knochenanlagerung. Unbestritten ist jedoch ihre *optimale Gingivaverträglichkeit* und ihre *ästhetische Wirkung,* die auch bei periimplantärer Gingivaretraktion nicht verlorengeht. Die Plaque- und Zahnsteinanlagerung fällt an keramischen Implantaten wesentlich geringer aus als an Metallimplantaten, weil Keramiken sich elektrisch neutral verhalten und auch chemisch praktisch reaktionslos sind.

Aluminiumoxid-Keramiken sind extrem druckfest, aber ihre *geringe Zug- und Biegefestigkeit* machen die daraus gefertigten Implantate bei funktioneller Spitzenbelastung frakturanfällig. Diese Aussage gilt besonders für polykristalline Formen. Daher empfehlen KAWAHARA et al. für Implantate aus polykristallinem Aluminiumoxid einen Mindestdurchmesser von 5 mm. Implantate aus monokristallinem Aluminiumoxid sollten mindestens 3 mm stark sein. Das Bruchrisiko keramischer Implantate wird mit ca. 1,5% angegeben.

Doppelt so hohe Biegefestigkeitswerte wie Aluminumoxid-Keramiken besitzen **Zirkoniumoxid-Keramiken** bei gleichwertiger Biokompatibilität. Möglicherweise könnten diese künftig in Konkurrenz zum Titan treten, weil auch deren Knochenkontaktrate im Tierexperiment signifikant höher ausfiel als beim Titan (SCHULTZE-MOSGAU et al.).

Des weiteren werden **Trikalziumphosphat-Keramiken (TCP), Glaskeramiken** und **Hydroxylapatit-Keramiken (HA)** als alleiniger Implantatwerkstoff erprobt und als Oberflächenbeschichtungsmaterial bereits klinisch (s. a. Kap. 6.5.2 und 6.5.15) eingesetzt. Diese Keramiken gelten als *bioaktiv*, weil bei ihnen eine mikromorphologisch-kristalline Adaptation beobachtet wurde, die einem echten biochemischen Verbund zwischen Knochen und Implantat gleichkommt.

HA-Granulat wird seit 1982 zur Augmentation des atrophischen Alveolar-kamms verwendet. Das Implantatmaterial wird aus Algen oder Korallen gewonnen oder synthetisch hergestellt und dem Kieferkamm subperiostal aufgelagert (s. Kap. 9.2).

Ein **Nachteil** aller Keramikimplantate besteht darin, daß sie im Vergleich zum Knochen *röntgenkontrastarm* sind, also im Röntgenbild nur wenig von Knochenstrukturen zu unterscheiden sind. Keramische Implantate erfordern die *exakte Präparation* eines formschlüssigen, implantatkongruenten Implantatlagers. Ein Einklopfen des Implantats oder eine individuelle Korrektur der Implantatform beispielsweise durch Biegen ist bei ihnen nicht möglich. Die Implantate können allerdings mit Diamantschleifkörpern unter ständiger Kühlung beschliffen und verkleinert werden.

Als **Vorteil** keramischer Implantate wird die Beobachtung angesehen, daß nach längerer Funktionsdauer manchmal ein appositioneller osteoider Saum in der unmittelbaren Umgebung der Implantate entsteht. Diese als funktionelle Adaptation des Implantatlagergewebes an die neue Implantatsituation gedeutete Reaktion wird von BRINKMANN als *Kortikalisation* bezeichnet.

4 Implantatformgebung und Oberflächengestaltung

4.1 Oberflächengestaltung, Beschichtungen und Verbundstoffe

Art und Ausmaß der Implantatoberfläche haben für die Primärstabilität, den Einheilungsprozeß und die künftige Stabilität des eingeheilten Implantats große Bedeutung. Die ersten enossalen Implantate hatten glatte Oberflächen. Später zeigte sich bei der tierexperimentellen Erprobung von Implantaten mit rauher oder poröser Oberfläche eine deutliche Reduktion der bislang beobachteten Bindegewebsmembran zwischen Implantatoberfläche und Knochen, also eine Erhöhung der Biokompatibilität.

1976 gelang SCHROEDER und Mitarbeitern der Nachweis einer innigen Knochen-Implantat-Verbindung an Titankörpern mit einer **Titan-Plasma-Flame-Beschichtung (TPF)**. Bei dieser TPF-Beschichtung werden kleine Titanpartikel im Lichtbogen erhitzt und mittels Argongas (= Plasma) unter hoher Beschleunigung auf Titanimplantate aufgeschweißt. Die Schichtdicke beträgt nur drei bis vier Hundertstelmillimeter, bewirkt aber eine sechsfache Oberflächenvergrößerung, deren Bedeutung gar nicht hoch genug eingeschätzt werden kann. Sie bringt neben der qualitativen *Verbesserung der Gewebereaktion* weitere Vorteile und wird um so wichtiger, je geringer die Knochenqualität ist. Durch die Beschichtungen werden im Vergleich zu Implantaten mit glatten Oberflächen sechsmal mehr Knochenimplantatanlagerungs- und Verbundmöglichkeiten geschaffen, womit in der Einheilphase die *Primärstabilität* eines Implantats gesteigert

wird. Nach erfolgter Osteointegration haben viel mehr Osteome Kontakt zur so vergrößerten Implantatoberfläche. Die für die Belastungsphase wichtige Zug- und Scherfestigkeit des Implantat-Knochenverbunds, also die *Sekundärstabilität* ist wesentlich verbessert. Die Oberflächenvergrößerung führt zu einer *günstigeren Kaukraftverteilung* im Knochen. Sie reduziert die Belastung des einzelnen Osteoms.

Durch diese qualitative und quantitative Oberflächenveränderung wurde es möglich, zierlichere Implantate als bisher mit Aussicht auf Erfolg einzusetzen. Viele der zur Zeit angebotenen enossalen Implantate tragen daher eine TPF-Beschichtung z.B. Bonefit® (Abb. 4-1), IMTEC®, IMZ®, Osteoplate® 2000, Steri-Oss®.

Aber auch durch andere mechanische (Sandstrahl), chemische (Säureätzung) oder elektrochemische Verfahren kann eine günstige Rauhstruktur der Implantatoberfläche erreicht werden, wie es die Ankylos®-, Duraplant-, Frialit®-2-, Ha-Ti®- und andere Implantate zeigen.

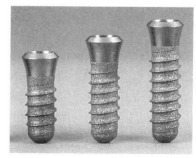

Abbildung 4-1. TPS-beschichtete Bonefit®-Schraubenimplantate.

19

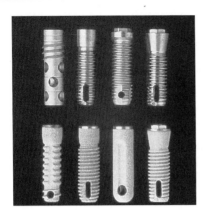

Abbildung 4-2. Keramisch beschichtete Swede-Vent® und Microvent®-Implantate (untere Reihe).

Es gibt auch schon Implantate, deren Oberfläche mit **bioaktivem Material** beschichtet ist, z.B. die Microvent®- und Swede-Vent®-Implantate von Dentsply (Abb. 4-2), die PTH-Implantate von Apaceram, die Tiolox®-Implantate und bestimmte IMZ-, Frialit®- und Pedrazzini-Implantattypen. Sie sind mit Hydroxylapatit-Keramiken (Abb. 4-3) oder Kalziumphosphat (ZL-Duraplant) beschichtet mit dem Ziel, möglichst bald nach der Implantation einen keramo-ossären Ver-

bund zu erreichen. Die Beschichtung wird nach der Implantation resorbiert und bei günstigem Verlauf vollkommen durch neugebildeten Knochen ersetzt.

Um die Beschichtung so fest mit dem Implantatkörper zu verbinden, daß sie während der Implantation nicht abgeschert werden kann, ist für den Werkstoffverbund ein erheblicher technischer und finanzieller Aufwand erforderlich.

Der Beweis dafür, daß sich mit keramisch beschichteten Implantaten bessere Resultate erzielen lassen als mit Reintitan-Implantaten, steht noch aus, wird aber von den Anwendern HA-beschichteter Implantate besonders bei minderer Knochenqualität immer wieder so empfunden. Ein entsprechender Nachweis ist deshalb nicht leicht zu erbringen, weil Implantat-Langzeiterfolge nicht allein vom Implantatmaterial abhängig sind, sondern auch von einer ganzen Reihe anderer Faktoren, wie z.B. von der Form der enossalen Implantate.

4.2 Implantatformen

Enossale Implantate bestehen aus einem Implantatkörper mit einer Implantatbasis und einer den oberen Abschluß bildenden Implantatschulter sowie einem darauf fußenden Implantathals und einem oder manchmal auch mehreren Implantatpfosten (s. Abb. 2-5).

– Der *Implantatkörper* ist der enossal zu plazierende Teil des Implantats.
– Die *Implantatbasis* spielt bei der Aufnahme und Weiterleitung von Kräften, die senkrecht auf das Implantat auftreffen, eine wesentliche Rolle.
– Die *Implantatschulter* soll im Bereich der krestalen Kortikalis verankert werden, um das Implantat gegen seitlich einwirkende Kräfte gut abzustützen.
– Als *Implantathals* wird der Teil bezeichnet, mit dem das Implantat durch die Weichteile in die Mundhöhle eintritt. Der Implantathals geht bei eintei-

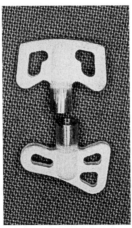

Abbildung 4-3. HA-beschichtetes Blattimplantat nach TAKÀCS.

ligen Implantaten über in den *Implantatpfosten,* bei mehrteiligen Implantaten in einen *Implantatteller,* der den abnehmbaren Pfosten trägt.

Es liegt nahe, Gebilden, die verlorengegangene Zahnwurzeln ersetzen sollen, eine am natürlichen Vorbild orientierte Form zu geben. Deshalb haben einige Implantatkörper eine gewisse Ähnlichkeit mit der Zahnwurzel (s. Abb. 2-8). Im angloamerikanischen Schrifttum ist für diese **wurzelanalogen Implantate** die Bezeichnung „root form implants" gebräuchlich. Eine Ähnlichkeit mit der Wurzel eines mittleren oberen Schneidezahns lassen die Formen der Frialit®-1- und Frialit®-2-Stufenzylinder und Ha-Ti®-Implantate erkennen. Diese Ausrichtung am natürlichen Zahn geschah in der Absicht, polyvalente Implantate zu schaffen, die nicht nur als Spätimplantat, sondern auch als Sofortimplantat eingesetzt werden können. GIELOFF et al. stellten 1995 ein entsprechend der extrahierten Wurzel individuell gefrästes Sofortimplantat vor (s. a. Kap. 2.2.1).

Interessanterweise sind auch ganz andere Implantatformen entstanden, deren Erfinder Implantate schaffen wollten, die auch im *atrophierten Kiefer* inseriert werden können. Die Kieferkammatrophie findet bekanntlich nicht nur in der vertikalen, sondern auch in der transversalen Dimension statt. Dadurch entstehen oft schmale Kieferkämme, die zylindrische Implantate mit einem Durchmesser von 3–5 mm nicht ohne besondere präoperative Maßnahmen (s. a. Kap. 9) aufnehmen können.

> Ein enossales Implantat soll allseits von mindestens 1 mm Knochen bedeckt sein.

Unter der Zielsetzung, Implantate für schmale Kieferkämme konstruieren zu wollen, entstanden stift- und nadelförmige Implantate (SCIALOM), holzschraubenähnliche Implantate (STROCK, CHERCHEVE, TRAMONTE, LINKOW, HEINRICH, GARBACCIO), blattförmige Implantate

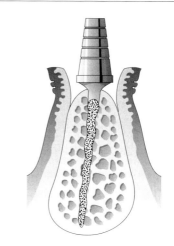

Abbildung 4-4. Schematisierter Schnitt durch den Unterkiefer-Frontbereich mit Blattimplantat.

(LINKOW) und diskusförmige Implantate (JUILLET).

Der Durchmesser von **Blattimplantaten** (Abb. 4-4) mißt beispielsweise nur wenig mehr als l mm, so daß diese auch dann noch eingesetzt werden können, wenn der Kieferkamm nur drei Millimeter breit ist (s. a. Kap. 4.2.1 und 6.5.8). Die Prognose von Blattimplantaten wird allerdings um so besser, je breiter der Kieferkamm ist. Breite Kieferkämme sind daher generell günstiger zu beurteilen.

Die äußere Form eines Implantats hat auch Einfluß auf die bei der Implantatbelastung ablaufenden biomechanischen Vorgänge (s. a. Kap. 3.1.3). Bei In-vitro-Versuchen hat man an scharfen Implantatkanten höhere Krafteinleitungen in den Knochen gemessen als an abgerundeten Flächen. Die zunächst scharfkantigen Linkow-Blade-Vents (Abb. 4-5) wurden daraufhin durch abgerundete Implantatformen (s. Abb. 4-7) abgelöst.

Nach dem Frankfurter Konsensuspapier von 1991 sollte das Implantatdesign folgende **Aspekte** berücksichtigen:

– Vertretbarkeit des operativen Aufwands,

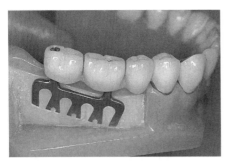

Abbildung 4-5. Altes Blattimplantat mit scharfen Kanten.

- minimaler Schaden im Mißerfolgsfall oder bei Entfernung,
- biomechanische Zweckmäßigkeit,
- gute Hygienezugänglichkeit,
- möglichst glatte Oberflächenstruktur im Bereich der Durchtrittszone durch die Gingiva, während mikro- und makromorphologische Formgebungen im enossalen Anteil die Retention verbessern können.

4.2.1 Extensionsimplantate

Extension bedeutet in diesem Fall, daß die Implantatkörper über das Maß einer Zahnwurzelbreite hinaus ausgedehnt sind.

Die Erfinder der Extensionsimplantate wollten zum einen Implantate schaffen, die auch in (sagittal) schmalen Kieferabschnitten erfolgversprechend angewendet werden können. Zum anderen wollten sie die Kaukräfte über eine möglichst große Kontaktfläche in den Kieferknochen einleiten, damit dort pro Quadratmillimeter Implantat-Knochen-Kontaktfläche möglichst kleine Kräfte, eben nur Bruchteile, der den Implantatpfosten treffenden Kräfte vom Knochen aufgenommen werden müssen.

Hauptvertreter dieser Gruppe sind die von LINKOW 1968 erstmals vorgestellten **Blattimplantate aus Titan,** die eine weltweite Verbreitung fanden (Abb. 4-4). Die

Abbildung 4-6.
a) Blattimplantat nach LINKOW/WEISS.
b) Blattimplantate nach LINKOW/WEISS, Generation Ten.
c) Osteo-Loc-Plate-Form-Implantate nach WEISS.

a

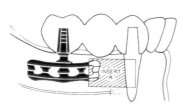

b

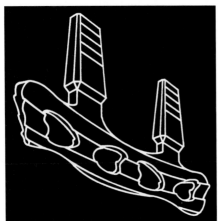

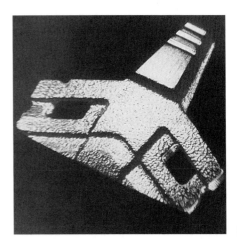

c

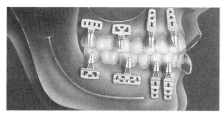

Abbildung 4-7. Neue Blattimplantate mit abgerundeter Form.

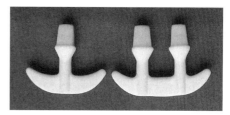

Abbildung 4-8. Keramische Extensionsimplantate aus Biolox.

von LINKOW „Blade Vents" genannten *einteiligen* und *einzeitigen* Implantate wurden ständig weiterentwickelt und modifiziert, z.B. von GRAFELMANN zu den mehrteiligen, zweizeitigen, TPF-beschichteten Osteoplate®-2000- und -2001-Implantaten (s. a. Kap. 6.5.8) (Abb. 4-7, s. Abb. 6-21), von MÜNCH zu den Universalblattimplantaten (s. a. Kap. 6.5.42), von TAKÀCS zu den Pedrazzini-Blattimplantaten (s. a. Kap. 6.5.29) und von WEISS zu den Blade-Form-Generation-Ten- (s. Abb. 4-6a und b) und Osteo-Loc-Implantaten (s. Abb. 4-6c).

Allen gemeinsam geblieben ist die langgestreckte, gefensterte Form. Sie sind millimeterdünn und stehen in zahlreichen Formen und Abmessungen zur Verfügung (s. Abb. 4-7). Dadurch ist ihr Anwendungsbereich groß. Sie können auch in schmale Kieferabschnitte eingebracht werden und im Seitenzahnbereich unter Umständen auch dann noch verwendet werden, wenn hier unterhalb der Kieferhöhle oder oberhalb des Canalis mandibularis vertikal nicht mehr soviel Knochen vorhanden ist, wie für zylindrische Implantate (Mindestlänge 10 mm nach SPIEKERMANN) nötig wäre.

Die erforderliche **Primärstabilität** nach der Implantation wird bei den blattförmigen Implantaten über eine sogenannte *Preßpassung (Press-fit)* erreicht. Dadurch, daß das Implantatbett gemessen am Implantatdurchmesser geringfügig schmaler gefräst wird, entsteht beim Hereinpressen oder -klopfen des Implan-

tats in die präparierte Knochenrinne aufgrund der Elastizität des Knochens eine Klemmwirkung. Durch eine rauhe Oberfläche (TPF-Beschichtung) und/oder ein sich verjüngendes S-förmiges Profil (s. Abb. 4-4) wird diese Klemmwirkung noch verstärkt.

Auch die von A. SCHRÖDER und STRAUMANN entwickelten ITI-Hohlzylinder aus Titan (s. Abb. 4-10) waren Extensionsimplantate. Ein **keramisches Extensionsimplantat** wurde 1976 von MUTSCHELKNAUS entwickelt. Es handelt sich um ein ankerförmiges, ein- oder zweipfostiges, einteiliges und einzeitiges Implantat aus Biolox (Abb. 4-8) (s. a. Kap. 6.5.5).

Als Extensionsimplantate können auch sogenannte **Diskimplantate** angesehen werden, denen vom Hersteller als besonderes Merkmal die Bezeichnung „tridimensional" beigegeben ist. Selbstverständlich sind alle Implantate dreidimensional. Die Besonderheit der Diskimplantate besteht darin, daß sie aus *ein oder zwei perforierten runden Basalplatten* bestehen, von deren Mittelpunkt aus ein Pfosten senkrecht aufragt. Sie können nicht wie üblich von der Kieferkammhöhe eingebracht werden, sondern müssen *von bukkal bzw. labial her inseriert* werden (s. a. Kap. 6.5.30).

Von der wissenschaftlichen Zahnheilkunde werden als **Nachteil** der Extensionsimplantate die Folgeschäden beim Mißerfolg angeführt, weil der in der Implantatumgebung durch Osteolyse eintretende *Knochenverlust* größer ausfallen kann als beim Verlust eines in der Regel kleineren zylindrischen Implantats (s. a. Kap. 10.4).

4.2.2 Zylinderförmige Implantate

Die meisten enossalen Implantate sind zylinderförmig.

Einige, wie beispielsweise die IMZ-Implantate sind parallelwandig, geradzylindrisch (s. Abb. 2-6). Andere wie das Ankylos®-Implantat (s. Abb. 6-5) verjüngen sich apikalwärts gleichmäßig oder stufenförmig wie das Frialit®-1- (Abb. 4-9) oder das Frialit®-2-Implantat (s. Abb. 2-8). Falls sie kein Gewinde haben, wird ihre Primärstabilität ebenfalls über ein Einpressen erreicht. Ein im Vergleich zum Implantatdurchmesser analoger Bohrlochdurchmesser, eine rauhe Implantatoberfläche und die Elastizität des Knochens ermöglichen dies.

Im apikalen Bereich sind zylindrische Implantate oft *gefenstert* (s. Abb. 2-9), um ein Durchwachsen des sich neu bildenden Knochens zu ermöglichen. Beim ITI-Hohlzylinder-Implantat (Abb. 4-10) ist sogar der gesamte Innenraum des Zylinders für belassenen bzw. neu einwachsenden Knochen vorgesehen.

Die meisten zylindrischen oder konischen Implantate haben einen Durchmesser von ca. 3,8 mm und eine Mindestlänge von 10 mm. Die wichtige Implantat-Knochen-Kontaktfläche vergrößert sich bei Zunahme der Länge und des Durchmessers des Implantats, so daß je nach Quantität des Knochenangebots größtmögliche Implantate empfohlen werden. Wenn mehrere Implantate möglich sind, ist die Summe der Implantat-Knochen-Kontaktflächen entscheidend (s. a. Kap. 3.1.3.).

Die rotationssymmetrische Form der zylindrischen Implantate ist insofern von großem **Vorteil**, als für das Präparieren des Implantatbetts im Knochen *genormte, innengekühlte Bohrer und Fräser*

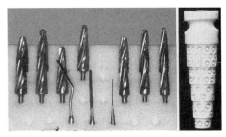

Abbildung 4-9. Frialit®-1-Implantat mit Fräsern.

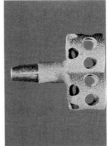
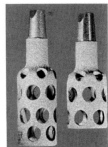

Abbildung 4-10. ITI-Hohlzylinder-Implantat.

eingesetzt werden können, mit denen ohne große Schwierigkeit und gewebeschonend (niedertourig) eine ausreichende Kongruenz zur Implantatform erreicht werden kann (Abb. 4-11). Das von System zu System geringfügig variierende Vorgehen beim Einsetzen zylindrischer Implantate ist von der Methode her sehr sicher. Es läßt sich in einfache Einzelschritte gliedern und ist deshalb didaktisch leicht zu vermitteln.

Nachteilig kann sich die geradzylindrische Form auswirken, wenn versehentlich die *Gegenkortikalis* bei der Implantatbettpräparation durchbohrt wurde. Eine axiale Belastbarkeit des Implantats ist dann kaum noch gegeben, so daß derartige Implantate in die Kiefer- oder Nasenhöhle versenkt werden können. Außerdem sind geradzylindrische Implantate ohne Gewinde *empfindlicher gegen Abzugskräfte*, die beim Abnehmen bestimmter prothetischer Konstruktionen (Druckknopfsysteme) entstehen können.

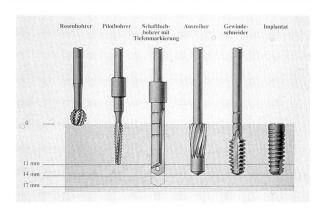

Abbildung 4-11. Gewinde-schneider (zweites Instrument von rechts).

4.2.3 Implantate mit Schraubgewinde

Implantate mit Gewinde können streng zylindrisch (Brånemark, Corevent, ITI-Bonefit®, TPS-Schraube u.a.) (s. Abb. 4-2) oder auch mehr konisch geformt (Ankylos®-Implantat (s. Abb. 6-5), Bio-lox®-Schraube, Ha-Ti®-, Tiolox®-Implantat u.a.) sein. Das Implantatbett wird in der Regel kongruent zum Implantat präpariert. Das Gewinde kann dem einer Holzschraube (z.B. Tramonte- und Bi-cortical®-Schrauben; s. Abb. 6-20) oder einer Metallschraube ähneln. In der Regel läuft das Gewinde mit Ausnahme einer freibleibenden Halszone um den ganzen Implantatkorpus herum. Manchmal sind nur Teile des Körpers mit Gewinde versehen (z.B. Frialit®-2 oder IMZ). Das Gewinde kann bei konisch-geformtem Implantatkörper selbstschneidend sein oder vor allem bei streng zylindrisch geformten Implantaten ein Vorarbeiten mit einem Gewindeschneider (s. Abb. 4-11) erfordern. Beim Einbringen selbstschneidender Schraubimplantate muß ein mäßiger axialer Druck auf das Implantat ausgeübt werden, damit das Gewinde im Knochen „faßt".

Die Frage, ob rotationssymmetrische Implantate mit Gewinde erfolgreicher

sind als solche ohne Gewinde, ist noch nicht entschieden. Rein mechanische Überlegungen sprechen vor allem bei minderer Knochenqualität (s. a. Kap. 8.1.4) und Sofortimplantationen (s. a. Kap. 2.2.1) für Implantate mit Gewinde, weil mit ihnen die wichtige Primärstabilität des Implantats leichter zu erreichen ist. Diesen Überlegungen wird durch die neueren Entwicklungen beispielsweise beim IMZ-System bereits Rechnung getragen. Schließlich wird die Implantatoberfläche durch ein Gewinde um bis zu 40% vergrößert gegenüber einem entsprechenden Zylinderimplantat ohne Gewinde, wenn man die Mikro-Oberflächengestaltung durch Beschichtungen oder ähnliches einmal unberücksichtigt läßt.

Ebenfalls ist noch nicht geklärt, ob selbstschneidende Schraubimplantate vorteilhafter sind oder diejenigen, bei denen ein Gewinde im Knochen vorgeschnitten wird. Bei schraubbaren Implantaten mit sandgestrahlt-säuregeätzter Oberfläche oder mit TPS-Beschichtung wurden unmittelbar nach der Insertion in der Implantatumgebung mehr Titanabriebpartikel nachgewiesen als bei beschichteten Zylinderimplantaten ohne Gewinde (KRAFFT).

5 Implantateinheilung

5.1 Gewebereaktionen des Knochens

Implantatmaterial, -oberfläche und -gestalt haben ebenso Einfluß auf die feingewebliche Reaktion des Knochens wie die Art des Einbringens, die anschließende Ruhigstellung bzw. Mobilisierung oder die spätere „physiologische" Belastung bzw. Überlastung bis hin zur Fehlbelastung des Implantats.

> Bei regelrechter Verwendung der heute gebräuchlichen biokompatiblen Implantatmaterialien und weitgehender Ruhigstellung bestehen keine grundsätzlichen Unterschiede in der Reaktion des Knochens auf diese Implantate. Die Reaktionen laufen nur je nach Qualität der Implantatoberfläche unterschiedlich schnell ab, und die sogenannte Knochenkontaktrate fällt unterschiedlich groß aus.

Die **Knochenkontaktrate** gibt das Verhältnis von knochenbedeckter Implantatoberfläche zu knochenfreier Implantatoberfläche wieder. Eine hundertprozentige Knochenanlagerung ist bislang nicht beobachtet worden. Die Werte lagen auf den gesamten Implantatkörper bezogen zwischen 46 und 85 %, wobei im Bereich der Kortikalis die höchsten Kontaktraten gemessen wurden. Daher wird klinisch auf eine Abstützung der Implantate im Bereich der Knochenkortikalis besonderer Wert gelegt.

Histologisch gesehen läuft die **knöcherne Einheilung** biokompatibler Implantate nahezu ebenso ab wie die Reparation einer knöchernen Wunde. Der Unterschied zwischen der Heilung einer Knochenbohrung mit eingesetztem Implantat und der Reparation eines Bohrlochs ohne Implantat besteht in einer zusätzlichen, modifizierten Fremdkörperreaktion mit geringfügigen Entzündungszeichen. Man rechnet damit, daß zunächst als Folge der Knochenbohrung bzw. Implantatbettpräparation eine 0,5 mm starke Knochenschicht nekrotisch wird.

In jedem Fall wachsen in die entstandenen Freiräume zuerst Kapillaren und Granulationsgewebe ein, wobei das hier gebildete **Blutkoagulum** das Leitgewebe für dieses Eindringen darstellt. Insofern ist die Anhaftung des Blutkoagulums an der Implantatoberfläche für die erhoffte Verbundosteogenese von Bedeutung. Das Blutkoagulum wird von Granulozyten und den sie begleitenden Präosteoblasten organisiert. In dieser Phase treten als Fremdkörperreaktion auch Makrophagen und mehrkernige Riesenzellen auf. Zwischen Implantat und Knochen kommt es im Kortikalisbereich zu einer *direkten Überbrückung* des Spalts durch *konzentrisch angeordnete Knochenlamellen*, wenn der Spalt nach der Insertion nicht breiter als 0,2 mm ist. Ist der Spalt breiter, wird zunächst fibröser Kallus und Geflechtknochen gebildet, der nach einigen Monaten zu lamellärem Knochen umgebaut wird („Remodeling"). Diese Vorgänge konnten am lebenden Knochen mit sogenannten optischen Kammern studiert werden.

Die Implantateinheilungszeiten sind je nach System und Typ unterschiedlich. Bei den von BRÅNEMARK und DONATH untersuchten Implantaten waren die knöchernen Einheilvorgänge bei korrektem chirurgischem Vorgehen nach etwa drei bis vier Monaten abgeschlossen, wenn die Durchblutung der Umgebung ausreichend und das Implantat ruhiggestellt war. Diese Aussage ist für mehrzeitige Implantate von Bedeutung (s. a. Kap. 2.2.3.2).

> Die längerfristige Aufrechterhaltung der Osteointegration bei Belastung des Implantats ist abhängig von einem stabilen Gleichgewicht zwischen den Auswirkungen der durch das Implantat in den Knochen geleiteten Kräfte und der kompensatorischen Potenz des Knochens und des Gesamtorganismus.

Das Verhalten des knöchernen Lagers eines osteointegrierten Implantats bietet noch ein weites Forschungsfeld, da hier bislang viele Fragen unbeantwort sind. Einvernehmlich gilt die Zielvorstellung, daß die jeweils im Lager auftreffende Kraft pro Knochenfläche möglichst klein sein sollte. Von einer gewissen nicht genau bekannten Kraftgröße an könnten sonst Mikrofrakturen im Knochen entstehen und in der Folge ein Knochenabbau, dessen Ausmaß den immer auch stattfindenden Knochenanbau übertrifft.

5.2 Reaktion der Weichgewebe

Die enossale Implantation erfordert ein Durchtrennen der Gingiva und des Periosts. Die sowenig wie möglich zu mobilisierenden Weichteillappen werden nach dem Einbringen des Implantats aneinandergelagert und vernäht. Die Heilung verläuft prinzipiell wie bei jeder Operationswunde.

Bei **nicht gedeckter Einheilung** allerdings bilden Bindegewebe und Epithel an der Durchtrittsstelle des Implantatpfostens einen Abschluß besonderer Art, eine sogenannte *Gingivamanschette*, bei der, nicht wie beim natürlichen Zahn mit Hilfe des Desmodonts eine sehr stabile

Verbindung zwischen Zahn und Weichgewebe entsteht, sondern bei der der Implantatpfosten mit narbigen Fasern ringförmig umschlossen wird. Das Epithel wächst ähnlich wie beim epithelialen Attachment des natürlichen Zahns so dicht an den Implantatpfosten heran, daß zur großen Überraschung vieler Pathologen durch Hemidesmosomen ein *keimdichter Abschluß* entsteht. Die Weichgewebseinheilung ist normalerweise nach drei Wochen abgeschlossen.

In der Folgezeit ist der Zustand des Gingivalsaums am Implantat mindestens ebenso, eher aber wohl noch mehr als beim natürlichen Zahn, von der Stabilität bzw. Mobilität des Implantats und von der hier vorhandenen Bakterien- und Plaquemenge abhängig. Die große Bedeutung der Plaqueaffinität des Implantatmaterials und der Reinigungsmöglichkeit am Implantathals veranlaßten viele Implantathersteller, ihre Implantate in diesem Bereich glatt zu polieren oder zu beschichten.

Die geringste Plaqueaffinität haben Aluminiumoxid-Keramiken. Diese Beobachtung führte zu Versuchen, den Halsteil von Titanimplantaten mit Aluminiumoxid-Keramiken zu beschichten. Der erforderliche scherfeste Verbund beider Materialien ist insofern schwierig herzustellen, als beide Werkstoffe sich bei Temperaturschwankungen sehr unterschiedlich verhalten. Außerdem kann der Implantathals nicht beliebig verstärkt werden, sondern muß grazil bleiben. Viele Implantate verjüngen sich in diesem Bereich und zeigen hier eine zirkuläre Rille oder Hohlkehle, um die unmittelbar anhaftende Gingiva vor dem von okklusal auftreffenden Speisebrei zu schützen.

Geschlossen einheilende, mehrteilige Implantate verjüngen sich größtenteils gar nicht in diesem Bereich, so daß man nicht von einem Implantathals sprechen kann. Sie benötigen nach der Einheilzeit und Freilegung einen aufschraubbaren, sogenannten *Gingivaformer*, der zehn bis 14 Tage lang getragen wird und die

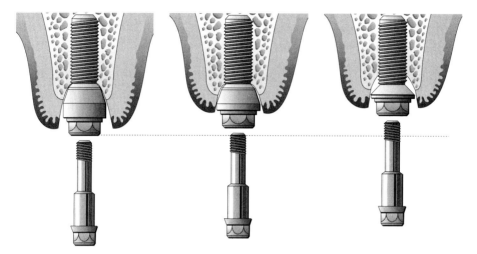

Abbildung 5-1. Unterschiedlich hohe Distanzhülsen je nach Schleimhautdicke.

Weichteile an der Pfostendurchtrittsstelle günstig gestalten soll. Danach werden zwischen Implantatkörper und Implantatpfosten transmukosale Verbindungsteile, sogenannte Verlängerungs- oder *Distanzhülsen* zwischengeschaltet, die aus Titan oder Keramik bestehen und 3–6 mm hoch sein können. Die Weichteilanlagerung soll dann an diesen Verbindungsteilen erfolgen (Abb. 5-1).

5.3 Implantateinheilungsstörungen

Bei bewährten, biokompatiblen Implantaten sind system- oder materialbedingte Einheilungsstörungen selten. Frühzeitig belastete Implantate wie beispielsweise TPS-Schrauben, und unbelastete, aber transgingival einheilende Implantate, sollen nach TETSCH im ersten Jahr nach der Implantation geringfügig höhere Verlustraten aufweisen als geschlossen einheilende Systeme.

Die meisten Einheilungsstörungen sind auf ungünstige lokale Gegebenheiten, falsches Patientenverhalten, zu frühe Belastung oder Überlastung des Implantats,

mangelhafte Nachsorge, aber auch auf Implantatauswahl- und Operationsfehler zurückzuführen. Zu den *Operationsfehlern* muß auch eine lückenhafte Sterilität (Infektionsrisiko), unnötige Traumatisierung des Gewebes durch unvorsichtiges Vorgehen, stumpfe Einmalbohrer, zu große Druckanwendung beim Bohren, mangelhafte Kühlung, Kontamination der Implantatoberfläche durch OP-Handschuhe, Stahlinstrumente, Sauger und ähnliches gerechnet werden.

Eine *zu heftige Traumatisierung* des Wundgebiets kann zu Hämatomen, Schwellungen und zu einer Mangeldurchblutung der mobilisierten Weichteile führen, die Nahtdehiszenzen zur Folge haben können. Teile des Implantatkörpers und des Knochens liegen dann post operationem frei. Manchmal gelingt es, in solchen Fällen durch tägliche Nachbehandlungen eine zufriedenstellende Persecundam-Heilung zu erreichen (s. a. Kap. 10.2).

Wird ein Implantat *zu früh belastet*, kommt unter Umständen keine Osteointegration zustande, oder diese geht ebenso wie bei einer Überlastung wieder verloren. Das Implantat wird dann bindegewebig eingescheidet. Es erweist sich dadurch oft als instabil und muß dann entfernt werden. Einheilungsstörungen können also zum Mißerfolg führen (s. a. Kap. 10.2).

6 Implantatsysteme

6.1 Anforderungen

Implantate sind künstliche Pfeiler zur Aufnahme von Kronen und Brücken oder zur Stabilisierung von Prothesen (Frankfurter Implantologie-Konsens 1991).

> Ein erprobtes Behandlungskonzept für ausgewiesene Indikationen, bestimmte Implantate und ein entsprechendes Zubehör können zusammen ein Implantatsystem darstellen. Das Instrumentarium zum Einsetzen der Implantate, die erforderlichen Aufbauten, Abdruck- und Technikhilfen bilden das Zubehör.

Die Implantate müssen aus biokompatiblen Material bestehen und funktionstüchtig sein (s. a. Kap. 3 und Kap. 4). Die Biokompatibilität sollte durch geeignete Prüfverfahren (Zellkulturen, Tierexperimente) nachgewiesen sein. Die Bruchfestigkeit und der Elastizitätsmodul muß angegeben und garantiert werden. Die Implantate und technischen Hilfsteile müssen sehr präzise gearbeitet sein. Zwischen den Implantatteilen, also Implantatkörper und Aufbauten müssen spaltfreie, möglichst bakteriendichte, rotationsgesicherte Verbindungen erreichbar sein. Eine bakteriendichte Verblockung ist vor allem für Verbindungsstellen wichtig, die subgingival plaziert sind. Die Implantate und Instrumente müssen sterilisierbar sein. Der Umgang mit ihnen sollte nicht zu kompliziert sein. Die Implantate müssen steril verpackt und so gekennzeichnet sein, daß der Inhalt erkennbar ist. Die Aufbauteile sollten frei kombinierbar sein, jeder Aufbau sollte auf jeden Implantattyp passen.

Es müssen sich ästhetisch zufriedenstellende Behandlungsergebnisse erzielen lassen. Eine wirkungsvolle Mundhygiene muß möglich sein, und das Gesamtsystem sollte nicht zu teuer sein. Für ein Implantatsystem sollte eine möglichst umfangreiche und langjährige wissenschaftliche Auswertung der Behandlungsergebnisse vorliegen.

Zur **Indikation** werden Angaben erwartet wie „geeignet für Sofortimplantationen, Spätimplantationen im Oberkiefer-Frontzahnbereich, Oberkiefer-Seitenzahnbereich, Tuber-Bereich, Unterkiefer-Frontzahnbereich, Unterkiefer-Seitenzahnbereich, oder für bestimmte Indikationsklassen und dergleichen".

BRINKMANN unterscheidet **vier Indikationsklassen:**
- *Klasse I:* Einzelzahnverlust,
- *Klasse II:* verkürzte Zahnreihe (sog. Freiendsituation) (Abb. 6-1),
- *Klasse III:* reduziertes Restgebiß (Schaltlückengebiß) (Abb. 6-2, s. Abb. 11-1),
- *Klasse IV:* zahnloser Kiefer.

Nach dem Frankfurter Konsensuspapier von 1991 sollten Implantatsysteme folgende **Forderungen** erfüllen:
- nachgewiesene Erfolgssicherheit und Verweildauer,
- geeignetes Material,
- geeignetes Implantatdesign,
- implantatspezifisches Instrumentarium zur Präparation kongruenter Knochenkavitäten,
- geeignetes Kühlsystem zur Vermeidung thermischer Schäden,
- Präzisionspassung bei zusammengesetzten Implantaten,
- begrenztes Instrumentarium, begrenzte

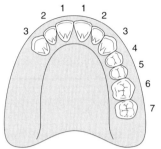

einseitig verkürzte Zahnreihe im Oberkiefer

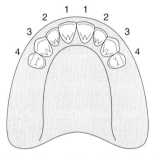

beidseitig verkürzte Zahnreihe im Oberkiefer

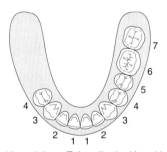

einseitig verkürzte Zahnreihe im Unterkiefer

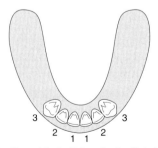

beidseitig verkürzte Zahnreihe im Unterkiefer

← **Abbildung 6-1.** Klasse II = einseitig oder beidseitig verkürzte Zahnreihe im Ober- bzw. Unterkiefer.

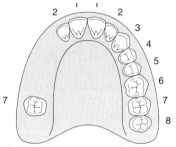

reduziertes Restgebiß mit Schaltlücke im Oberkiefer

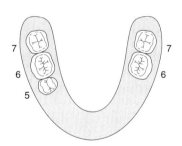

reduziertes Restgebiß mit Schaltlücke im Unterkiefer

Abbildung 6-2. Klasse III = Schaltlücken-situation im Ober- bzw. Unterkiefer.

Anzahl an Implantattypen und Zubehörteilen für Meso- und Suprakonstruktion,
– Gewährleistung von Nachlieferungen bei Systemänderung,
– einfache und sichere Operationstechnik und prothetische Versorgung,
– Sterilverpackung mit der Möglichkeit der Direktimplantation ohne Berührung rauhstrukturierter Oberflächen,
– Angabe von Sterilisationsdatum und Zeitraum der gesicherten Sterilität.

6.2 Systeme für die transdentale Fixation (endodontische Implantate)

In den vergangenen 50 Jahren wurden zahlreiche Berichte (s. a. Kap. 2.1.3) über transdentale Fixationen mit und ohne gleichzeitige Wurzelspitzenresektion veröffentlicht. Sie unterscheiden sich vor allem bezüglich der verwendeten Stifte aus Metall oder Keramik. Diese sind konisch, zylindrisch oder schraubenartig geformt und haben eine glatte oder rauhe Oberfläche.

TETSCH fordert generell eine gleichzeitige Wurzelspitzenresektion und empfiehlt glatte, leicht konische Stifte, weil mit ih-

nen am besten ein dichter apikaler Abschluß im Bereich des Wurzelresektionsquerschnitts erzielt werden kann. Diesen Eigenschaften entsprechen die keramischen Saphilox- und Biolox-Stifte, die sogenannten Tapered pins sowie die aus Titan bestehenden Dildei-Stifte und die bizylindrisch-konischen WSR-Stabilisierungsstifte.

Das **operative Vorgehen** ist bei diesen fünf Systemen ähnlich (Abb. 6-3). Nach Resektion der Wurzelspitze wird der Wurzelkanal mit Handinstrumenten und genormten Bohrern bis auf die Stärke des vorgesehenen Transfixationsstifts erweitert. Dann wird der Wurzelkanal gereinigt und der Stift probeweise durch den

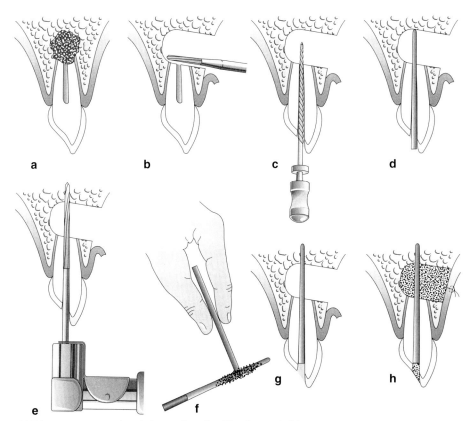

Abbildung 6-3. Vorgehen bei transdentalen Fixationen (a–h).

Wurzelkanal in die Resektionshöhle geführt, bis die Stiftspitze den Knochen oberhalb bzw. unterhalb erreicht. Bei dieser Einprobe darf der Stift nirgends klemmen. Danach wird mit einem Normbohrer bis in den Knochen ober- bzw. unterhalb der Resektionshöhle vorgebohrt. Die Eindringtiefe wird durch einen Silikonstop am koronalen Ende des Bohrers markiert. Diese Länge wird mittels Silikonstop auf den Stift übertragen. Dann wird der Kanal und der Stift gereinigt, ein Sealer (z.B. Diaket®) eingebracht und der Stift eingeführt. Wenn dieser in der Resektionshöhle sichtbar wird, bekommt er apikal einen weiteren Silikonstopring übergestülpt, der das Einfließen des Sealers in die Resektionshöhle verhindern soll, wenn er am Neoapex festgehalten wird. Schließlich wird der Stift durch vorsichtiges Einklopfen in seine endgültige Position gebracht. Die Silikonstops werden mit dem Skalpell entfernt. Die Resektionshöhle und der hineinragende Stiftanteil werden durch Spülungen gereinigt. Die Wunde wird verschlossen, und der Stift nach Aushärtung des Zements nötigenfalls koronal gekürzt.

Eine **Indikation** für eine transdentale Fixation wird von LENTRODT et al. gesehen:

- bei umfangreichen *entzündlichen periapikalen Veränderungen* und *Zysten,* die zu einer erheblichen Zerstörung des Zahnhalteapparats geführt haben, wenn noch genügend Knochen zur Verankerung des Implantats vorhanden ist,
- bei *Zahnfrakturen* im mittleren Wurzeldrittel,
- bei der *Replantation* luxierter Zähne (s. a. Kap. 6.3),
- bei *marginalen Parodontopathien* an Einzelzähnen mit fortgeschrittener Zerstörung des knöchernen Zahnfachs,
- bei *Zähnen, die als Brückenpfeiler dienen sollen,* deren Desmodont jedoch einer derartigen Belastung nicht mehr gewachsen ist.

Ziel der transdentalen Fixation muß es sein, eine *vollständige Wurzelfüllung* zu erreichen, das Implantat sicher im Wurzelkanal zu fixieren und im Knochen ober- bzw. unterhalb des Neoapex zu verankern. Gelingt dies, kann unter der Voraussetzung, daß der Zahn nicht fehlbelastet wird, mit einer Reossifikation des Knochendefekts gerechnet werden.

ZIMMERMANN fand nach einer mittleren Implantatliegedauer von über 50 Monaten bei 62% von 37 fixierten Zähnen eine vollständige Reossifikation. Bei 14% war die periimplantäre Knochenneubildung unbefriedigend. Allerdings befand sich auch bei vollständiger Reossifikation immer ein 0,2–0,4 mm breiter Spalt zwischen Stift und neugebildetem Knochen, der als Bindegewebsscheide gedeutet wird. Die physiologische Eigenbeweglichkeit des Zahns in der Einheilphase verhindert die Osteointegration des Implantats. Dennoch berichten zahlreiche Autoren über eine Erfolgsquote von 60–90% nach fünfjähriger Implantatliegedauer. In Relation zu den oft ungünstigen Ausgangsbefunden sind dies gute Ergebnisse, die vor allem mit den neueren Methoden der transdentalen Fixation erzielbar sind.

Mit zunehmender Erfolgssicherheit der Sofortimplantation, insbesondere der verzögerten Sofortimplantation verliert die endodontische Stabilisation ebenso wie die in Kapitel 6.3 beschriebene auto-alloplastische Replantation an Bedeutung. Immer mehr Implantologen bevorzugen bei einer Indikation zur endodontischen Stabilisation die Alternative der Zahnextraktion mit anschließender enossaler Implantation, weil sie im Vergleich zum stabilisierten oder replantierten, avitalen Zahn ein gut eingeheiltes Implantat für das bessere und prognostisch günstigere Behandlungsergebnis halten.

Im Implantatregister des BDIZ (Bund der niedergelassenen implantologisch tätigen Zahnärzte) sind folgende Systeme zur transdentalen Fixation erfaßt:

6.2.1 Endofix-A-System (Code A0713)

Dieses System arbeitet mit einer Gewindestange aus einer duktilen Kobaltlegierung, die mit Titan ummantelt ist sowie Pfostenaufbauteilen für eine anschließende Überkronung und einem normierten, sterilisierbaren Instrumentarium. Neben der Verwendung als normale Wurzelstifte mit Aufbauteil eignet sich das System zur Transfixation und sekundären Stabilisation von wurzelresezierten Zähnen. Es wurde 1987 von Wirz erstmals vorgestellt und ist seit 1980 in klinischer Verwendung.

6.2.2 Erlanger TDF-System (Code A4201)

Es handelt sich um konische Schraub- oder Steckimplantate mit einem zylindrischen enossalen Segment aus Titan für die Transfixation und Stabilisation von parodontal oder traumatisch gelockerten Zähnen, luxierten Zähnen, wurzelspitzenresezierten Zähnen, Zähnen mit kieferorthopädisch bedingten Resorptionen sowie für Zahntransplantationen. Sie werden seit 1987 verwendet.

6.2.3 Saphilox-Stifte

Es handelt sich um zylindrisch-konische Stifte aus monokristalliner Aluminiumoxid-Keramik, die sich als Wurzelfüll- und Aufbaustifte für einwurzelige Zähne eignen, aber auch zur transdentalen Fixation, wofür sie seit 1985 verwendet werden.

6.2.4 Straumann-Transfixationsschraube (Code A0712)

Es handelt sich um Stifte mit einem selbstschneidenden Schraubgewinde aus einer duktilen Kobaltlegierung, die seit 1969 verwendet werden.

6.2.5 Tisadent/Tisastifte (Code A3901)

Es handelt sich um lamellenartig aufgebaute Titanstifte für die Fixation und Stabilisation von gelockerten Wurzeln und wurzelspitzenresezierten Zahnwurzeln, die danach noch als Pfeiler für die Fixation einer Prothese verwendet werden sollen.

6.2.6 Transfixationsstift nach Kanth (Code A1910)

Es handelt sich um zylindrische Titanstifte zur Wurzelstabilisierung, die seit 1974 in nur geringer Anzahl verwendet wurden.

6.2.7 UTS-Universal-Transfixations-Schrauben (Code A3711)

Es handelt sich um Transfixationsschrauben aus Titan zur Fixierung gelockerter Zähne, die seit 1986 in geringer Zahl verwendet wurden.

6.2.8 WSR-Stabilisierungsstifte (Code A0711)

Es handelt sich um bizylindrisch-konische Titanstifte zur transdentalen Fixation wurzelspitzenresezierter Zähne, die seit 1986 in mehreren tausend Fällen pro Jahr verwendet wurden.

6.3 System der auto-alloplastischen Replantation

Bei der 1976 von Kirschner et al. vorgestellten auto-alloplastischen Replantation werden vollständig luxierte oder frisch extrahierte Zähne nach extraoraler Wurzelbehandlung replantiert und transdental fixiert.

Die *Extraktion* muß vorsichtig ohne große Geweberverletzungen vorgenommen werden, am besten mit einem Periotom nach SCHULTE. Der Zahn wird während der *extraoralen Wurzelbehandlung* in speziell hierfür konstruierten Haltern oder in der Extraktionszange gehalten und zwischen den Arbeitsgängen mit 0,05%iger Natriumfluorid-Lösung befeuchtet. Das obere Drittel der Wurzel wird mit einer Scheibe abgetrennt. Nach einer kleinen Vorbohrung am Neoapex wird der Wurzelkanal mit genormten innengekühlten Schaftlochbohrern vorsichtig auf 2 oder 2,5 oder gar 3 mm erweitert. Dann wird ein *Alumini-*

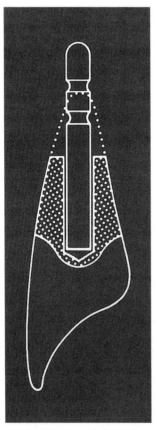

Abbildung 6-4. Schematisierte Darstellung eines extrahierten Zahnes nach Resektion des apikalen Wurzeldrittels und Einbringen eines Stiftes von apikal zur auto-alloplastischen Replantation.

umoxid-Keramikstift entsprechenden Durchmessers eingepaßt und dabei so weit gekürzt, daß er höchstens 10 mm aus der Wurzel herausragt (Abb. 6-4) Schließlich wird der Wurzelkanal mit sterilisierten Pfeifenreinigern (TETSCH) gereinigt und getrocknet, und der Stift *einzementiert.* Zementüberschüsse dürfen vor allem die Wurzelhaut nicht verunreinigen. Sie müssen sorgfältig entfernt werden. Nun wird die Tiefe der leeren Alveole gemessen. Das Maß wird auf den mit Markierungen versehenen Fräser übertragen und dann wird das Knochenbett für das Implantat präpariert. Die Schwierigkeit liegt darin, dem Knochenkanal die gewünschte Richtung zu geben. Der Zahn wird dann replantiert, wobei die Wurzelhaut nicht zu stark komprimiert werden sollte, und an den Nachbarzähnen für mindestens sechs Wochen geschient.

NENTWIG gibt an, daß nach ein bis vier Jahren von 43 auf diese Weise replantierten Zähnen nur drei entfernt werden mußten. Von 35 ohne Keramikstift replantierten Zähnen gingen neun verloren. Die auto-alloplastische Replantation mit Keramikstift ermöglicht also deutlich bessere Ergebnisse als die früher geübten Methoden. Allerdings wurden auch hier Resorptionen beobachtet, wie sie schon 1934 von HAMMER beschrieben worden sind.

6.4 Systeme für eine enossale Sofortimplantation

SCHULTE und HEIMKE entwickelten speziell für den Sofortersatz eines Zahns das sogenannte **Tübinger Sofortimplantat Frialit®-1** aus Aluminiumoxid-Keramik (1976). Es handelt sich um einen konischen Stufenzylinder mit lakunär strukturierter Oberfläche (s. Abb. 4-9). Der Halsteil verjüngt sich und endet tellerförmig. Er ist hochglanzpoliert und zentral mit einem Kanal zur Aufnahme des Implantatpfostens versehen. Es gibt verschiedene Längen und Durchmesser von 4, 5, 6, 7 mm und auch ovale Formen.

6.4.1 Operatives Vorgehen

Während bei einer normalen Extraktion der Zahn vor dem Ansetzen der Zange mit einem Beinschen Hebel vom umgebenden Parodont getrennt wird, geschieht dies vor einer Sofortimplantation mit einem speziellen Skalpell, mit dem von SCHULTE entwickelten *Periotom.* Danach wird der Zahn mit einer Zange möglichst ohne luxierende Bewegungen extrahiert. Gelingt dies nicht, wird nach einer Empfehlung von TETSCH ein labialer bzw. bukkaler Mukoperiostlappen mobilisiert und in Apexhöhe ein kleines Knochenfenster angelegt, in das ein Hebel eingeführt wird, mit dem man den Zahn von apikal her aus seiner Alveole herausdrängen kann.

> Der Durchmesser der entfernten Zahnwurzel ist Maßstab für den geeigneten Implantatdurchmesser.

Die Alveole wird vorsichtig kürettiert und sondiert. Wenn größere Anteile der Alveolenwände verlorengegangen sind, ist eine Sofortimplantation nicht indiziert. Die mit einem graduierten Instrument gemessene Alveolentiefe bestimmt die Implantatlänge und die Auswahl der entsprechenden innengekühlten Fräser zur Vertiefung und Erweiterung der Alveole. Die Fräsarbeiten sowie die definitive Präparation mit dem Stufenfräser erfordern Erfahrung, Gefühl, Sorgfalt und operatives Können; denn vor allem die faziale Alveolenwand ist oft sehr dünn und kann leicht perforiert werden.

Wenn man sich davon überzeugt hat, daß die Alveolenwände nicht beschädigt wurden, wird das Implantatbett noch einmal mit physiologischer Kochsalzlösung gespült. Danach kann das Implantat zunächst mit dem Finger und abschließend mit Hilfe eines Rundhölzchens vorsichtig eingeklopft werden.

Nähte und Zahnfleischverbände sind meist nicht erforderlich. Eine abschließende digitale Kompression genügt in der Regel.

Während der drei- bis sechsmonatigen Einheilungszeit kann ein provisorischer Zahnersatz getragen werden, der das Implantat nicht belasten darf und deshalb anderenorts gut abgestützt sein muß (s. a. Kap. 8.1.4). Danach erfolgt die endgültige prothetische Versorgung ebenso wie bei einer Spätimplantation (s. a. Kap. 8.2.5).

Eine **Modifikation** des Tübinger Implantats ist der Typ München. Ein Sofort- und Spätimplantat aus Aluminiumoxid (Biolox) mit Gewinde und sechskantigem Stiftaufbau wurde auch von MÜNCH konzipiert. In Japan wurde ein Sofort- und Spätimplantat mit selbstschneidendem Gewinde namens Bioceram® aus monokristallinem Aluminiumoxid erfolgreich eingesetzt. Bei all diesen Aluminiumoxid-Implantaten erwiesen sich das Fehlen paßgenau abschließender, verschraubbarer Kronenaufbauteile und die Frakturanfälligkeit des Materials als nachteilig.

Daher wurde das für Sofortimplantationen und auch für Spätimplantationen geeignete Frialit®-2-Implantat aus Reintitan konstruiert, das jetzt in drei Varianten vorliegt, als titanbeschichteter Stufenzylinder, als hydroxylapatitbeschichteter Stufenzylinder und als säuregeätzte Stufenschraube (s. a. Kap. 6.5.16; s. a. Abb. 2-10).

Ebenfalls als polyvalentes Implantat wurde 1985 von LEDERMANN das Hand-Titan-Schrauben-Implantat (Ha-Ti) vorgestellt. Es ist als Sofort- und als Spätimplantat ein- oder auch zweizeitig einsetzbar (s. a. Kap. 6.5.17).

1987 wurde von NENTWIG und MOSER das Ankylos®-Implantat für Sofort- und Spätimplantationen publiziert (s. a. Kap. 6.5.1).

Eine Sofortimplantation stellt auch das Einbringen eines **Calcitite RM** (Hydroxylapatit alveolar ridge maintainer) dar. Es handelt sich um *zahnwurzelförmige Ke-*

ramikkörper unterschiedlicher Größe, die sofort nach der Zahnextraktion in die Alveole gepreßt werden. Sie sind massiv und können nicht durch einen Pfosten ergänzt oder aufgebaut werden. Sie dienen nur dem Zweck, einen Volumenverlust durch die narbige Schrumpfung des Alveolarfortsatzes zu verhindern. Diese fast risikolose Maßnahme ist unter Umständen sinnvoll, wenn der extrahierte Zahn durch ein Brückenglied ersetzt werden soll. Allerdings kann in einem so versorgten Bereich später kein pfostentragendes Implantat eingebracht werden.

6.5 Systeme für die enossale Spätimplantation

Diese Systeme unterscheiden sich bezüglich der Implantatform, Typenvielfalt, Oberflächenstruktur, Anwendungsweise (einphasig/mehrphasig), Einheilung (subgingival/transgingival), Instrumentarium, Aufbauteile, Suprastruktur und der empfohlenen Indikation (s. a. Kap. 6.1).

Die jüngsten Bestrebungen gehen dahin, neue Systeme vorzustellen, die auch bei qualitativ und quantitativ weniger günstigen Knochenverhältnisssen erfolgreich angewendet werden können, bzw. bewährte Implantate entsprechend weiterzuentwickeln. Außerdem wird ständig daran gearbeitet, den wachsenden Anforderungen der Patienten an die Ästhetik des implantatgetragenen Zahnersatzes entsprechen zu können.

Daher kann die nun folgende Vorstellung bewährter Systeme für die enossale Implantation nur eine Momentaufnahme eines in ständiger Bewegung befindlichen Angebots von Implantaten sein.

In Deutschland werden fast 50 verschiedene enossale Implantatsysteme angeboten. Im Implantatregister des Bundesverbandes der niedergelassenen implantologisch tätigen Zahnärzte in Deutschland (BDIZ) sind die meisten dieser Systeme erfaßt, kodiert und in Kurzform beschrieben. Die im Register eingetragenen Systeme werden nun zusammen mit ihren Code-Nummern in alphabetischer Reihenfolge vorgestellt.

6.5.1 Ankylos®-Implantate (Code A2801)

Die 1985 zunächst als NM-Implantate bezeichneten und seit 1993 Ankylos genannten Implantate wurden seit 1987 über 1000mal an den Universitätskliniken München und Frankfurt für alle Indikationsbereiche im Ober- und Unterkiefer mit einer Erfolgsrate von über 96% eingesetzt (Abb. 6-5).

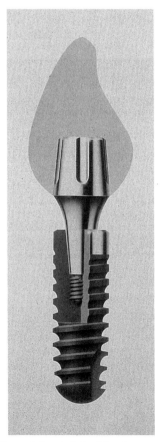

Abbildung 6-5. Ankylos®-Implantat.

Es handelt sich um zylindrische Schraubimplantate aus Reintitan ohne Beschichtung in unterschiedlichen Längen (11–17 mm) und Durchmessern (3,0–5,5 mm) für Sofortimplantationen (Typ C14, C17, B14, B17) und Spätimplantationen (A11, A14, B14, B17) in allen prothetischen Klassen I–IV.

Die Implantatkörper tragen ein „progressives" Sondergewinde, das einen speziellen Gewindeschneider (s. Abb. 4-11) erfordert. Der Gewindebereich ist durch ein Strahlverfahren rauhstrukturiert. Das System ist mehrphasig. Die Implantate heilen drei bis sechs Monate lang subgingival ein.

Gerade und um 15° geneigte Pfosten für Kronen sowie Pfosten für Kugel- und Magnetanker (Abb. 6-6) stehen zur Verfügung. Das Instrumentarium enthält bewährte, altbekannte Typen wie Rosenbohrer und Lindemann-Fräser (s. Abb. 4-11). Es erscheint dadurch vertraut und nicht zu kompliziert.

Da alle modernen Schraubimplantate in ähnlicher Weise eingebracht werden, soll bei diesem alphabetisch an erster Stelle stehenden Ankylos®-Implantat **Operationsablauf und Komplettierungsphase** ausführlich dargestellt werden.

– Nach der erforderlichen Diagnostik und Planung (s. a. Kap. 8) wird der

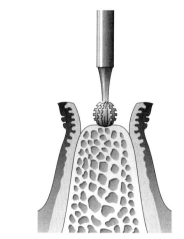

Abbildung 6-7. Markieren mit dem Rosenbohrer.

Kieferkamm durch Präparation eines Mukoperiostlappens dargestellt, und die Insertionsstelle durch einen innengekühlten *Rosenbohrer* (Durchmesser 4 mm) *markiert* (Abb. 6-7).

– Die dann folgende Pilotbohrung wird mit einem innengekühlten *Lindemann-Fräser* im reduzierten Hand- oder Winkelstück (maximal 800 Umdrehungen/min) durchgeführt (Abb. 6-8). Damit ist die Implantationsrichtung bestimmt.

– Danach wird ein speziell auf den Implantatdurchmesser und die Implantat-

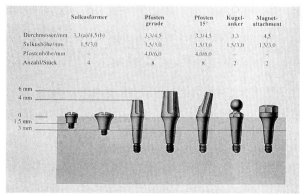

Abbildung 6-6. Verschiedene Pfosten bzw. Aufbauten für das Ankylos®-Implantat.

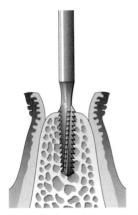

Abbildung 6-8. Pilotbohrung mit dem Lindemann-Fräser.

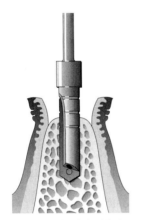

Abbildung 6-9. Schachtlochbohrung.

Einsatz einer Ratsche von Hand gedreht wird und gleichzeitig als Meßkörper für die Tiefe dient (Abb. 6-10).
– Ist eine Bündigkeit mit der Knochenoberfläche erreicht, wird gespült, der Gewindeschneider in die Ratsche gesetzt und per Hand das Gewinde geschnitten (Abb. 6-11).

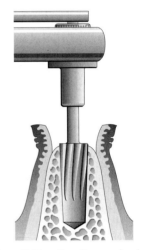

Abbildung 6-10. Erweiterung durch einen Spezialfräser.

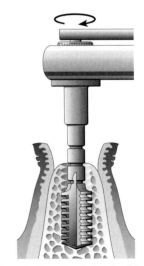

Abbildung 6-11. Gewindeschneiden.

länge abgestimmter, innengekühlter Schachtlochbohrer eingesetzt, dessen Ringmarkierungen den Implantatlängen entsprechen (Abb. 6-9). Die Fräs- und Bohrvorgänge sollen schonend mit wenig Druck ausgeführt werden.
Die weiteren Schritte erfolgen nicht mehr maschinell, sondern mit handgetriebenen Instrumenten, um den Knochen sowenig wie möglich zu traumatisieren.
– Das Schachtloch wird erweitert mit einem konischen Spezialfräser, der unter

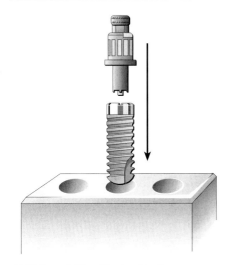

Abbildung 6-12.   Montageblock.

Damit ist das Implantatbett fertig präpariert.
– Das steril verpackte Implantat wird seiner gläsernen Hülle entnommen und in einen ebenfalls sterilisierten Montageblock gesetzt (Abb. 6-12).
– Auf diesem fixiert, kann der Kunststoffhalter entfernt werden und das Handrad zum Eindrehen in den Knochen montiert werden (Abb. 6-13).
– Die bündig mit dem Knochen abschließende Endposition erlangt man mit der Ratsche (Abb. 6-14).
– Die Weichteilwunde wird mit Knopfnähten dicht vernäht (Abb. 6-15).

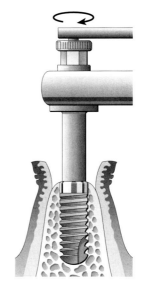

Abbildung 6-14.   Einschrauben bis zur Endposition.

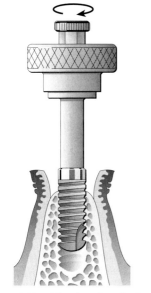

Abbildung 6-13.   Einschrauben des Implantats.

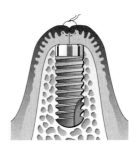

Abbildung 6-15.   Die durch Naht über dem Implantat geschlossenen Weichteile.   →

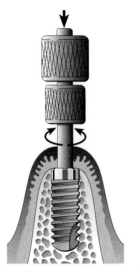

Abbildung 6-16.   Aufsuchen des Implantats mit der Schleimhautstanze.

– Nach drei bis sechs Monaten wird das Implantat mit einer Stanze aufgesucht (Abb. 6-16) und so weit freigelegt, daß ein Sulkusformer eingeschraubt werden kann (Abb. 6-17).

– Etwa zehn Tage später kann der vorgesehene Pfosten aufgeschraubt werden (Abb. 6-18). Dieser wird unmittelbar vor dem Einschrauben mit einem Kältespray in einer Kältekammer unterkühlt. Der eingeschraubte kalte Pfosten erwärmt sich allmählich bis auf Körpertemperatur und dehnt sich dabei aus, so daß ein bakteriendichter und rotationsgesicherter Verbund zwischen Implantat und Pfosten entsteht (Abb. 6-19).

Die weitere prothetische Versorgung wird in den Kapiteln 8.2.5, 8.3.5 und 8.4.5 dargestellt.

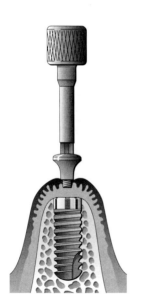

Abbildung 6-17.   Aufschrauben des Sulkusformers.

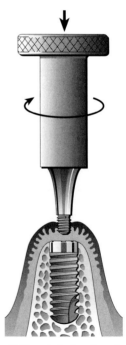

Abbildung 6-18.   Aufschrauben des Pfostens.

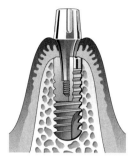

Abbildung 6-19. Das durch den Pfosten komplettierte Implantat.

6.5.2 Apaceram®-PTH-Implantate (Code A2702) und Apaceram®-Zwei-phasen-Implantate (Code A2701)

> Bei den Apaceram®-PTH-Implantaten handelt es sich um zylindrische Titan-Schraubenimplantate mit hydroxylapatit-keramischer Beschichtung in Längen von 9–15 mm bei einem Durchmesser von 4 oder 5 mm.

Das Gewinde muß manuell vorgeschnitten werden. Die Einheilung erfolgt submukös oder transgingival. Apaceram®-

PTH-Implantate stammen ursprünglich aus Japan und sind in Deutschland erst wenige Jahre im Gebrauch. Als Systemhilfe wird ein epimobiles Dämpfungselement für die Suprastruktur angeboten. Die Apaceram-Implantate sollen als Spätimplantate geeignet sein für alle Indikationsklassen. Während RUDELT über gute Ergebnisse berichtet, hatten LUCKENBACH et al. eine unverhältnismäßig hohe Anzahl von Mißerfolgen zu verzeichnen.

6.5.3 Bi-Valente-Sigma-Zirkonium-Implantate (Code A0502)

Die keramischen Implantate aus gepreßtem Zirkoniumpulver werden in der Schweiz hergestellt und seit 1982 verwendet. An ihrer Entwicklung war SANDHAUS, ein Pionier der zahnärztlichen Implantologie maßgeblich beteiligt.

6.5.4 Bicortical®-Schraubimplantate (Code A2101)

Die selbstschneidende Bicortical®-Schraube (Abb. 6-20) wurde 1973 von GARBACCIO konzipiert und später von GRAFELMANN weiterentwickelt.

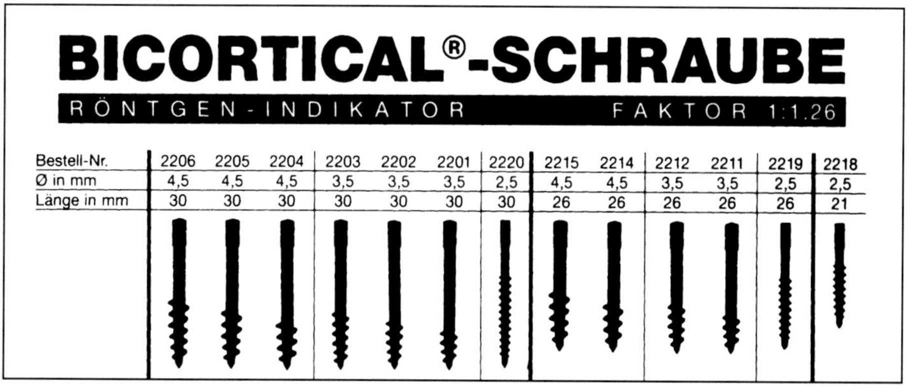

BICORTICAL®-SCHRAUBE

RÖNTGEN-INDIKATOR   FAKTOR 1:1.26

Bestell-Nr.	2206	2205	2204	2203	2202	2201	2220	2215	2214	2212	2211	2219	2218
Ø in mm	4,5	4,5	4,5	3,5	3,5	3,5	2,5	4,5	4,5	3,5	3,5	2,5	2,5
Länge in mm	30	30	30	30	30	30	30	26	26	26	26	26	21

Abbildung 6-20. Bicortical®-Schrauben auf Röntgenschablone.

43

> Es handelt sich um ein einzeitiges Sofort- und Spätimplantat aus Titan für alle Indikationsklassen.

Es nutzt den gesamten in der Vertikalen zur Verfügung stehenden Knochen vom Kieferkamm bis zur Gegenkortikalis zur Verankerung mit Längen von 21–30 mm und Gewindedurchmessern von 2,5–4,5 mm. Bicortical®-Schraubimplantate eignen sich vor allem für Implantationen in der *Regio interforaminalis des Unterkiefers,* in der *Oberkieferfront* und eventuell auch im *Tuber-Bereich,* wo sie als Einzelzahnersatz, als Brücken- oder Stegpfeiler verwendet werden können. Durch die bikortikale Verankerung wird eine *hohe Primärstabilität* erreicht.

Das Instrumentarium und Technik-Zubehör ist einfach und kostengünstig. Für die Präparation sind nur ein spiralförmiger Pilotbohrer und ein Twist-Drill genannter Fräser, für das Einschrauben der Implantate nur zwei Handinstrumente erforderlich. Bei Spätimplantationen kann sofort nach der Implantation mit der definitiven Prothetik begonnen werden, da das Implantat zwei Wochen post insertionem voll belastet werden kann.

6.5.5 Biolox®-Implantate (Code A020202 und A020304)

Biolox ist ein Werkstoff, der zu 99,7% aus *polykristallinem Aluminiumoxid* besteht. Die Vor- und Nachteile dieses Materials werden im Kapitel 3.4 beschrieben. Biolox®-Implantate in Stiftform und in Ankerform (s. Abb. 4-8) wurden erstmals 1977/78 von MUTSCHELKNAUS und DÖRRE vorgestellt. Es handelt sich um einzeitige Spätimplantate.

Spätere Entwicklungen waren die zweizeitige Biolox-Schraube (1982), die polyvalente MÜNCH-Schraube (1983) (s. a. Kap. 6.4), das Tübinger Sofortimplantat nach SCHULTE (Frialit®-1) sowie die zweizeitigen Universal-Schraubimplantate nach BRINKMANN (1985/89), die in

Durchmessern von 5 mm und Längen von 4, 17 und 20 mm hergestellt werden. In Kombination mit entsprechenden Aufbauteilen werden sie als Sofort- und Spätimplantate vor allem zum Einzelzahnersatz verwendet. Außerdem eignen sie sich zur Versorgung des reduzierten Restgebisses und des zahnlosen Kiefers in Form von Stegkonstruktionen oder als Attachmentträger zur Prothesenfixierung.

Hierfür haben BRINKMANN und PUTENAT das **Kugelrotationssystem** entwickelt, bei dem meist in der Eckzahngegend jeweils eine Universalschraube eingebracht wird. Diese werden nach drei- bis viermonatiger Einheilzeit mit kugelförmigen Aufbauten aus Biolox komplettiert. Die Innenseite der Totalprothese erhält an entsprechender Stelle je einen Adaptionsring aus Kunststoff. Zwischen dem Kugelkopf und dem Adaptionsring ist eine Rotationskappe aus Hartkunststoff zwischengelagert. Statt der keramischen Kugelköpfe können von den Universalschrauben auch *Magnetsysteme* getragen werden.

Eine Anwendung im Molarenbereich des Ober- und Unterkiefers schließt BRINKMANN ausdrücklich aus.

6.5.6 BIT-Delta-Implantate (Code 1902)

Es handelt sich um von der Firma Impla hergestellte und von KANTH entwickelte einpfostige Blattimplantate aus Titan mit stark herabgezogenen Schultern.

Hauptindikationen sind die Klasse II und III bei stark atrophiertem Kieferkamm, dessen Breite weniger als 4 mm beträgt.

6.5.7 BIT-Schraubimplantate 01, 02, 07 und 08 (Code 1903 bis 1906)

Dies sind zylindrische, im unteren Bereich leicht konische Titanimplantate mit Gewinde, die von der Firma Impla hergestellt und von KANTH entwickelt wurden.

Hauptindikationen sind die Klassen I, II, III und IV im Ober- und Unterkiefer bei Kieferkammbreiten ab 4,5 mm.

6.5.8 Blattimplantate 5. Generation (Code A2211) und Osteoplate® 2000, Oraltronics (Code A2212)

Die 1969 erstmals in Deutschland vorgestellten gefensterten Blattimplantate (blade vents) nach LINKOW (1967) bestanden zunächst aus einem Stück Titan, waren einzeitig und nicht beschichtet (s. Abb. 4-5). Sie wurden in den letzten 25 Jahren weltweit außerordentlich häufig verwendet. Ein Viertel aller in Deutschland eingesetzten Implantate sollen Linkow-Blätter gewesen sein (HÖLSCHER 1994). Die Verlustquote betrug nach 7,5jähriger Liegedauer 5,3% (STRUB et al.), nach zehn Jahren 14,34% (SCHLEGEL et al.). Die Blade vents wurden mehrfach den jeweiligen Erkenntnissen entsprechend von GRAFELMANN, LINKOW, MÜNCH, WEISS u.a. modifiziert.

Die neuesten **Osteoplate® 2000** und **2001** genannten keilförmigen Blattimplantate bestehen aus *Reintitan*, sind *zweiphasig, TPF-beschichtet* und haben ein *wellenförmiges Schlangenprofil* (Abb. 6-21). An der Basis sind sie 0,9 mm, an der Schulter 1,3–1,7 mm stark. Sie werden deshalb für Kieferkämme ab 3 mm Breite empfohlen. Falls nötig, können die Pfosten intra operationem sowohl in mesio-distaler als auch in transversaler Richtung gebogen werden (s. Abb. 4-7).

Es stehen über 70, der Anatomie des Kiefers angepaßte Formen zur Verfügung, insbesondere auch solche, die sich für Implantationen im Oberkieferprämolaren- und Tuber-Bereich sowie im Unterkiefer-Seitenzahnbereich eignen, wenn hier unterhalb der Kieferhöhle bzw. oberhalb des Canalis mandibularis für zylinderförmige Implantate nicht mehr ausreichend Knochen vorhanden ist. Insofern sollen etwa 85% aller vorkommenden anatomischen Gegebenheiten Blattimplantate zulassen.

Die Osteoplate®-Implantate eignen sich für *alle vier Indikationsklassen*. Als Suprakonstruktionen werden vor allem festzementierte Brücken empfohlen, aber auch okklusal verschraubte Konstruktionen, Riegelverankerungen, Kugelkopf- und Magnetattachments sind möglich.

Die **Insertion** von Blattimplantaten unterscheidet sich vom Implantationsmodus rotationssymmetrischer, zylindrischer Implantate unter anderem dadurch, daß hier nicht automatisch durch den regelrechten Einsatz genormter Instrumente ein implantatkongruentes Implantatbett entsteht. Für ein Blattimplantat muß das Implantatbett vielmehr *individuell* durch den geschickten Einsatz von *semigenormten Instrumenten* geschaffen werden.

– Nach den üblichen Vorbereitungen wird vom Kieferkamm aus mit kreisförmigen Periphersägen ansteigenden Durchmessers eine *Rinne* in den Knochen gefräst (Abb. 6-22).

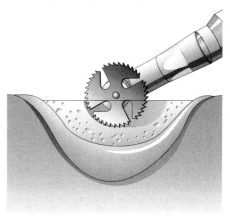

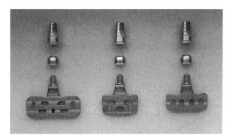

Abbildung 6-21.　Vier von über 70 Blattimplantatformen.

Abbildung 6-22.　Fräsen der Knochenrinne.

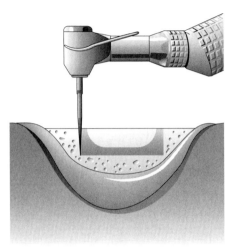

Abbildung 6-23. Erweitern der Knochenrinne zur Kastenform.

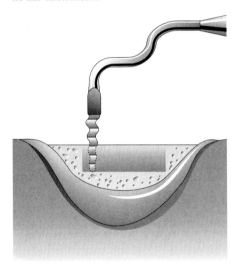

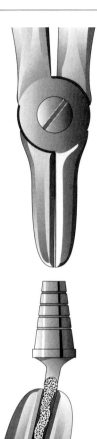

Abbildung 6-25. Ausrichten des Pfostens mit der Spezialzange.

Abbildung 6-24. Tiefenmessung.

– Die so geschnittene wannenartige Rinne wird mesial und distal mit farbgraduierten Schaftbohrern zur gewünschten *Kastenform* erweitert (Abb. 6-23).
– Nach *Reinigung* mit einer Tiefenmeß-Kürette (Abb. 6-24) und probeweisem Einbringen eines Meßimplantats wird der Blattimplantatpfosten mit Spezialzangen *ausgerichtet* – im Unterkiefer meist nach labial-bukkal, im Oberkiefer meist nach palatinal (Abb. 6-25).
– Dann kann das Blatt in der Regel mit Fingerdruck bis zur Hälfte in die Rinne eingepreßt werden.
– Die *definitive Position* wird mit speziellen Setzinstrumenten (Abb. 6-26) und vorsichtigen Hammerschlägen erreicht, bis der Pfosten auf dem Kieferkamm aufsetzt.
– Jetzt werden die Pfosten abgeschraubt und durch kleinere sogenannte Heilungspfosten ersetzt.
– Die Wunde wird vernäht.

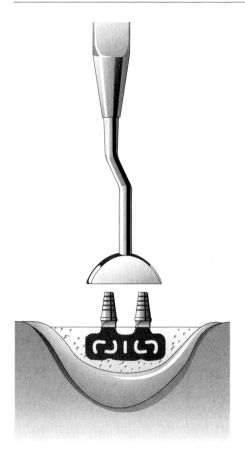

Abbildung 6-26.   Einbringen in die Endposition.

Das Implantat heilt drei bis vier Monate lang transgingival, aber belastungsfrei ein und kann dann nach dem Wiederaufschrauben der eigentlichen Pfosten definitiv prothetisch versorgt werden (s. a. Kap. 4.2.1).

6.5.9   Bone-lock-Implantate (Code 3501)

Es handelt sich um konusförmige Schraubimplantate aus Titan, die mit Titan-Zirkoniumoxid beschichtet sind, und ein mit Titannioboxynitrit beschichtetes

Zwischenstück aus Titan-Zirkoniumoxid tragen. Sie eignen sich für alle Indikationsklasssen.

6.5.10   Bosker-TMI-Implantate (Code A4101)

Bosker-TMI-Implantate wurden erstmals 1986 vorgestellt und eignen sich nur für die Regio interforaminalis des zahnlosen Unterkiefers. Sie werden von einem Kinnschnitt von extraoral in den Unterkiefer eingebracht. Sie bestehen aus einer Kinnplatte und zylindrischen Implantatpfosten, die vertikal durch den gesamten Unterkiefer hindurchgeführt werden, bis sie in die Mundhöhle hineinragen (transmandibular = TM).

6.5.11   Brånemark®-Implantate (Code A17)

Der schwedische Orthopädie-Professor BRÅNEMARK beobachtete als erster einen funktionellen und strukturellen Verbund zwischen lebendem Knochen und einem Titankörper beim Tier. Er prägte hierfür den Begriff „Osteointegration" (s. a. Kap. 3.2) und entwickelte zusammen mit ALBREKTSSON u.a. eine sogenannte **Fixtur,** ein zylindrisches, schraubbares Titanimplantat ohne spezielle Oberflächenbearbeitung (Abb. 6-27). Der Implantatkörper trägt ein *Außen- und Innengewinde,* das nach der Insertion eine

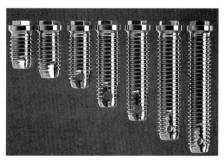

Abbildung 6-27.   Brånemark®-System Standard Fixtur.

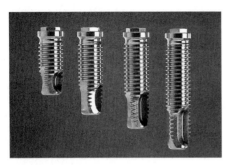

Abbildung 6-28. Brånemark®-System MKII Fixtur, selbstschneidend.

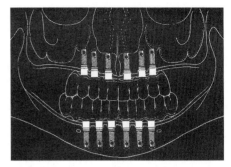

Abbildung 6-29. Brånemark®-Behandlungs-konzept.

Deckschraube und später eine Zentral-schraube zur Fixation einer Distanzhülse und eines Goldzylinders aufnimmt. Während die Fixturen ursprünglich streng zylindrisch waren und immer ei-nes Gewindeschneiders bedurften, wer-den neuerdings auch selbstschneidende, mehr konische Schraubimplantate (Mark-II-Fixtur) (Abb. 6-28) angeboten.

Das **Vorgehen** ist mehrzeitig. Die Fix-turen heilen im Unterkiefer drei Monate und im Oberkiefer sechs Monate lang weichteilgedeckt ein.

Zum **System** gehören *Fixturen* (s. Abb. 6-27) mit Durchmessern von 3,75 und 4,0 mm und Längen zwischen 7 und 20 mm, entsprechend *genormte Bohrer* und *Gewindeschneider*, eine spezielle *Bohrmaschine* mit elektronischer Kon-trolle von Drehzahl und Drehmoment und ein *spezielles Behandlungskonzept* für den zahnlosen Ober- und Unterkiefer.

Dieses **Konzept** (Abb. 6-29) besteht darin, möglichst viele Fixturen im fronta-len Bereich des Kiefers zu implantieren, in der Regel fünf bis sechs, mindestens aber vier. Auf diese Fixturen werden nach der Einheilzeit Distanzhülsen und Gold-kappen aufgesetzt, die eine metallbasis-verstärkte, distalextendierte „Kunststoff-prothese" tragen. Diese ausschließlich implantatgetragene Prothese nennen die Schweden „*Cantilever*". Sie wird auf den Fixturen fest verschraubt (Abb. 6-30) und kann nur vom Zahnarzt abgenommen

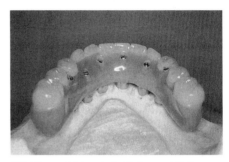

Abbildung 6-30. Auf Brånemark®-Fixturen verschraubbare Suprakonstruktion.

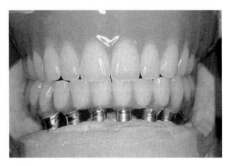

Abbildung 6-31. Pfahlbau-Design der Su-prastruktur auf Brånemark®-Fixturen.

werden. Dieser Zahnersatz „schwebt" ca. 3–5 mm über der Gingiva (*Pfahlbau-De-sign*) (Abb. 6-31), ist damit unterspülbar und erlaubt einen guten Zugang zu den Implantatpfosten bei den Reinigungs-bemühungen des Patienten.

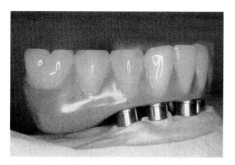

Abbildung 6-32. Distalextension der Suprastruktur auf Brånemark®-Fixturen.

Die **Extension** der Prothese über den
implantatbesetzten Bereich hinaus nach
distal beträgt etwa 12–15 mm (Abb.
6-32). Dadurch ist die Aufstellung von
meist zwölf Kunststoffprothesenzähnen
möglich. Die bei dieser Zahnersatzart eigentlich zu erwartenden ästhetischen
und phonetischen Probleme sind nicht
sehr häufig und werden von den meisten
Patienten nach einer Gewöhnungszeit
gemeistert.

Das Brånemark®-Implantat kann unter Verwendung spezieller Aufbauteile
(Cera One) auch für den Einzelzahnersatz und rein implantatgetragene
Brücken eingesetzt werden. Weltweit sollen über 720 000 Brånemark®-Implanta-
te in längerfristigen Statistikregistern erfaßt sein (Kimmel 1993).

Brånemark und Albrektsson berichten über sehr gute Erfolgsquoten: Für den
Unterkiefer nach fünf Jahren 96,5% und
nach 15 Jahren 91%. Im Oberkiefer ergaben sich innerhalb von 15 Jahren 19%
Mißerfolge. Haas et al. errechneten nach
7,5 Jahren eine Überlebenswahrscheinlichkeit von 83%. Hausamen schätzt die
Brånemark®-Implantate als besonders
geeignet für die Versorgung des stark
atrophierten zahnlosen Unterkiefers ein.

Das Brånemark®-Implantatsystem
wird seit fast 30 Jahren erfolgreich angewendet, ist laut Angabe des Herstellers bei
rund 400 000 Patienten eingesetzt worden
und soll damit das weltweit am häufigsten

verwendete System sein. Die schwedische
Herstellerfirma Nobelpharma gewährt eine Zehnjahresgarantie für den Fall eines
vorzeitigen Implantatverlusts.

6.5.12 Calcitek/Integral-Omniloc-Im-plantate (Code A3301)

> Es handelt sich um mehrzeitige, polyva-
> lente, hydroxylapatitbeschichtete Titan-
> zylinder-Implantate für alle Indikationen.
> Die Verbindung zwischen Aufbauten
> und Implantaten wird mit einem speziel-
> len Achtkant erreicht.

Die Anwender dieser hydroxylapatitbe-
schichteten Implantate meinen, daß bei
guter Knochenqualität keine großen Unterschiede gegenüber nicht HA-beschichteten Titanimplantaten zu beobachten
seien. Jedoch hätten bei weniger guter
Knochenqualität HA-beschichtete Implantate eine wesentlich bessere Überle-
benschance als nicht-HA-beschichtete
Implantate. Ebenso würden kleinere
Präparationsfehler, die ein zu weites Implantatbett zur Folge hätten, von HA-beschichteten Implantaten in kurzer Zeit
ausgeglichen.

6.5.13 Core-Vent- (Code A2201), Screw-Vent- (Code A2204), Swede-Vent- (Co-de A2207), Micro-Vent- (Code A2209) und Bio-Vent- (Code A2210) Dentsply-Implantate

Die Core-Vent-Implantate wurden 1983
von Niznik als mehrzeitige, risikoarme
Implantate vorgestellt. Es handelt sich
um Titan-Hohlzylinder, die im oberen
Anteil ein Gewinde tragen und im unteren Anteil vielfach perforiert sind. Es bestehen viele Ähnlichkeiten zu den von
Schroeder et al. 1976 entwickelten ITI-
Hohlzylinder-Implantaten (s. a. Kap.
6.5.21).

Aufbauend auf den Erfahrungen mit
den jetzt vom Markt genommenen Core-
Vent-Implantaten bietet die Fa. Dentsply

heute eine ganze Reihe von Weiterentwicklungen an wie das Screw-Vent-Implantat, die Swede-Vent-Schraubimplantate mit und ohne HA-Beschichtung sowie das Micro-Vent-Zylinderimplantat und das Bio-Vent-Implantat mit HA-Beschichtung (s. Abb. 4-2).

6.5.14 Dyna-Implantate (Code A2601)

Es handelt sich um HA-beschichtete Zylinderimplantate mit Gewinde (Edison) aus einer Titan-AL4-V6-Legierung aus Holland. Sie werden vor allem für den zahnlosen Unterkiefer als *Attachmentträger von Deckprothesen* empfohlen, eignen sich aber auch für Brückenkonstruktionen. Dyna-Implantate werden seit 1988 verwendet und haben sich vor

allem durch ihre Magnetaufbauten einen Namen gemacht.

6.5.15 Endosteal-Blade/Plate+Root Forms-Implantate (Code A1501)

Es handelt sich um Titan-Extensionsimplantate, die von dem Amerikaner WEISS aufgrund seiner langjährigen Erfahrungen mit Linkow-Blattimplantaten 1987 bzw. 1990 entwickelt wurden.

6.5.16 Frialit®-Implantate Typ Tübingen (Code A1201), Typ München (Code A1202) und Frialit®-2-Implantate (Code A1203)

Das unter dem Namen „Tübinger Sofortimplantat" bekannt gewordene kerami-

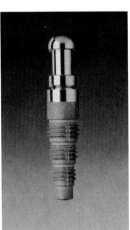
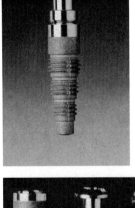

Abbildung 6-33.
a) Frialit®-2-Stufenschraube mit aufgeschraubtem Einbringpfosten.
b) Frialit®-2-Stufenzylinder mit Verschlußschraube und Einbringpfosten.
c) Frialit®-2-Stufenzylinder mit verschiedenen Aufbauten für zu zementierende Kronen.
d) Frialit®-2-Aufbau für verschraubbare Kronen.

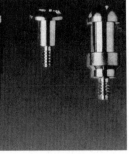
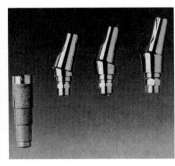
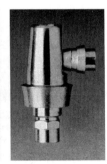

sche Frialit-Implantat ist ausführlich im Kapitel 6.4 beschrieben worden, weil es zu 70% als Sofortimplantat verwendet worden ist. Es wurde 1991 weiterentwickelt zum mehrzeitigen, wurzelanalog geformten Stufenzylinderimplantat Frialit®-2 aus Titan (s. Abb. 2-8) für alle Indikationsklassen. Hiervon stehen **drei Typen** zur Verfügung:

– die *Stufenschraube* für die Sofortimplantation (s. Abb. 2-8, 6-33a),
– der *Stufenzylinder mit TPF-Beschichtung* für Sofort- und Spätimplantationen (Abb. 6-33b) und
– der *Stufenzylinder mit HA-Beschichtung* für die Spätimplantation im zahnlosen Kiefer bei minderer Knochenqualität (s. a. Kap. 7.3).

Die sogenannte Frios-HA-Beschichtung soll einen biochemischen Verbund des Knochens mit der Implantatoberfläche ermöglichen und die Belastbarkeit dieser Implantate vor allem in der Anfangsphase erhöhen. Frialit®-2-Implantate stehen in *vier verschiedenen Durchmessern* (3,8–6,5 mm) und *drei verschiedenen Längen* (10–15 mm) zur Verfügung.

Zusammen mit den vorgefertigten Kronenaufbauten, die über eine Hexagonsteckverbindung rotationssicher zementiert (Abb. 6-33c) oder verschraubt (Abb. 6-33d) werden können, sind folgende **prothetische Versorgungen** möglich: Einzelzahnersatz, Freiend- oder Schaltlückenschluß durch rein implantatgetragene Brücken (Zahn-um-Zahn-Ersatz) und Teleskoparbeiten, Stegkonstruktionen oder Prothesenfixierung durch Kugelkopfimplantatpfosten für den zahnlosen Kiefer. Die Hexagonsteckverbindung soll nach Untersuchungen von BALFOUR im Vergleich zur Oktagonverbindung die bessere Stabilität bei Einzelzahnimplantaten gewährleisten.

Von den von HARTMANN (s. 8-37b und c) in vier Jahren eingesetzten Frialit®-2-Implantaten konnten 800 nachuntersucht werden. Nur 26 Implantate (= 3,25%) gingen verloren, und zwar fast ausschließlich in der Einheilphase.

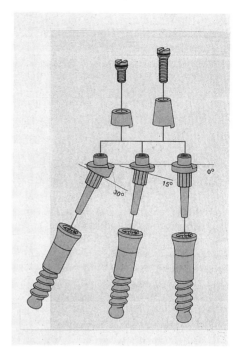

Abbildung 6-33.
e) Hex-Screw-Implants der Fa. Impla Med.

6.5.17 Ha-Ti-Implantate® (Code A0601)

Siehe unter Kapitel 6.5.31.

6.5.18 Hex-Zylinder-Implants und Hex-Screw-Implants, Impla Med (Code A4001/2)

Es handelt sich um Titan-Zylinderimplantate mit Durchmessern von 3,3 und 4,0 mm und selbstschneidende Titan-Schraubimplantate mit TPF- oder HA-Beschichtung. Beide sind voll kompatibel zum Brånemark-System und seit 1988/89 im klinischen Gebrauch (Abb. 6-33e).

6.5.19 Imtec-Sechskantkopf-Implantate

Das zweizeitige Zylinderimplantat mit einem Sechskantkopfaufbau besteht aus einer Titanlegierung. Die Zylinder sind TPF-beschichtet oder mit TPF und HA doppelt beschichtet. Hierin besteht die Besonderheit.

Außerdem wird ein unbeschichtetes selbstschneidendes Schraubimplantat von der amerikanischen Herstellerfirma IMTEC angeboten.

6.5.20 IMZ-Implantate (Intramobile Zylinder-Implantate) (Code A1001)

Der deutsche Zahnarzt KOCH stellte 1976 das erste mehrzeitige enossale Implantat vor und gab damit der Fortentwicklung der zahnärztlichen Implantologie einen neuen, richtungweisenden Impuls.

Die geradzylindrischen IMZ-Implantate ohne Gewinde (s. Abb. 2-9) beeindruckten die Fachwelt seinerzeit aber nicht nur durch ihre mehrzeitige Anwendung, sondern außerdem durch ein patentrechtlich geschütztes intramobiles Element, dem sie ihren Namen verdanken.

Das **intramobile Element (IME)** besteht aus dem Kunststoff *Polyoxymethylen (POM)*. Es wird sozusagen als Puffer in das Innengewinde des Implantatzylinders eingedreht und soll einerseits eine gedämpfte Kaukrafteinleitung und andererseits eine Elastizitätsanpassung des Implantats an die natürliche Beweglichkeit des Zahns bewirken. Bei letzterem ist an den Brückenverbund zwischen Implantaten und natürlichen Zähnen gedacht. Die IMEs führten in den ersten Jahren zu Schwierigkeiten in Form von Frakturen und Lockerungen der Suprastrukturen.

Seit 1983 wurden die IMZ-Implantate von KIRSCH und ACKERMANN mehrfach modifiziert. So wurde das IME ersetzt durch einen intramobilen Connector (IMC) zur elastischen Verbindung zwischen osteointegriert, und damit ankylotisch eingeheiltem Implantatkörper und der prothetischen Suprastruktur.

Die **heutigen IMZ-Titanzylinder** sind apikal halbkugelig abgerundet und gefen-

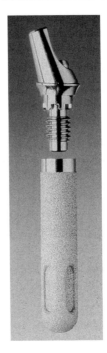

Abbildung 6-34.
HA-beschichtetes IMZ-Implantat mit Aufbauteil.

stert. Das zu erwartende Einwachsen bzw. Durchwachsen des Knochens während der Einheilphase soll dem Implantat Rotationsstabilität verleihen. Die Implantatoberfläche ist entweder mit Frios-Titanplasma oder mit Frios-Apatit beschichtet (Abb. 6-34). Zwei Durchmesser (3,3 und 4,0 mm) und vier Längen (8, 10 bzw. 11, 13 und 15 mm) stehen zur Verfügung. Das genormte Instrumentarium ist auf eine implantatkongruente Knochenpräparation abgestimmt.

Die **Insertionstechnik** ist dadurch relativ einfach:

– Nach einer Pilotbohrung und Vorbohrung erfolgt die *definitive Gestaltung* des Implantatbetts mit innengekühlten sogenannten Kanonenbohrern.

– Das Implantat wird zu etwa zwei Drittel seiner Länge per Fingerdruck versenkt. Danach wird es mit Hilfe eines Setzinstruments und ein paar vorsichtigen Hammerschlägen in die *definitive Position* gebracht.

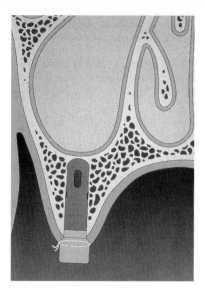

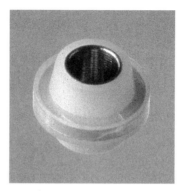

Abbildung 6-36. Intramobiler Connector (IMC) für IMZ-Implantate.

Abbildung 6-35. IMZ-Implantat mit Gingivaformer.

– Der bis hierhin benötigte Insertionspfosten wird jetzt gegen eine *einfache Verschlußschraube* ausgetauscht. Die Weichteile werden speicheldicht vernäht.

– Nach circa vier Monaten werden die Verschlußschrauben freigelegt und für zehn bis 14 Tage durch Gingivaformer ersetzt (Abb. 6-35). Danach erhalten die Implantate für die Zeit der prothetischen Arbeiten eine je nach Schleimhautdicke 2 oder 4 mm hohe *Kunststoff-Distanzhülse* und eine *Kunststoff-Verschlußschraube*.

– Die jeweilige prothetische Suprastruktur wird unter Zwischenschaltung eines Titaninserts und eines IMC (Abb. 6-36) durch eine Okklusalschraube mit dem Implantat-Zylinder verbunden.

Die intramobilen Elemente müssen jährlich ausgetauscht werden.

Die IMZ-Implantate eignen sich zur Versorgung zahnloser Kiefer mit nach distal extendierten, festsitzenden Brücken, mit Stegkonstruktionen oder Attachments zur Prothesenfixierung, für Freiend- oder Schaltlücken mit reinimplantatgetragenen Brücken oder Verbundbrücken und neuerdings auch mit Hilfe des Hexagontellers oder des Kronenaufbaus „Esthetic" zum rotationsgesicherten Einzelzahnersatz (IMZ-Frihex-Einzelzahn-Implantat). Damit decken die IMZ-Implantate *alle Indikationsbereiche* ab.

Die jüngste IMZ-Weiterentwicklung ist mit einem Gewinde ausgestattet und nennt sich **IMZ-Twinplussystem** (Abb. 6-37). Die sogenannten Zylinderschrauben tragen ein über die Gesamtlänge durchgehendes Gewinde, das dem Implantat auch bei qualitativ weniger günstiger Knochendichte primäre Stabilität verleihen soll. Für den atrophierten Kiefer sind die sogenannten Apikalschrauben gedacht, bei denen nur im apikalen Drittel ein Gewinde vorhanden ist. Mit ihnen können zum Beispiel Knochentransplantate fixiert werden. Außerdem gibt es noch die IMZ-Epithesen-Implantate für die Fixation von Ohrepithesen.

Über die Notwendigkeit eines intramobilen Elements in einem enossalen Implantat sind die Meinungen geteilt. BRINKMANN meint, die Bedeutung eines

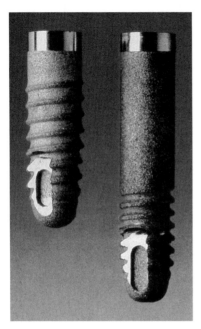

Abbildung 6-37. Neue IMZ-Implantate mit Gewinde (Twinplusreihe).

Dämpfungselements sei überbewertet worden. OTT ist der Ansicht, daß eine Kraftdämpfung gar nicht eintritt und auch nicht möglich sei.

Die IMZ-Anwender meinen, daß der IMC vor allem in der Belastungsfrühphase das noch nicht angepaßte Interface-Knochenimplantat vor Überlastungen schützt. Wahrscheinlich ist es so, daß bei einem ankylotisch im Knochen verankerten Implantat der Kiefer die Abpufferung der Kaukräfte in ausreichender Weise übernimmt. Ohne eine solche Annahme wäre ein längerer Bestand einer Osteointegration unter Kaufunktion nicht erklärbar.

Nach einer im Jahre 1990 veranstalteten Umfrage wurde das IMZ-System von 26,8 % aller in Westdeutschland tätigen Implantologen angewendet und lag damit auf Platz eins.

Viele Autoren berichten über sehr gute Erfolge mit IMZ-Implantaten. WAGNER fand eine Fünfjahresüberlebensrate von 93% und eine Zehnjahresüberlebensrate von 70%. HAAS et al. berechneten 1994 eine Überlebenswahrscheinlichkeit von 90% nach fünf Jahren und von 80% nach 9,5 Jahren. BABBUSH sah eine Erfolgsrate von 95% im Verlauf von fünf Jahren, NAGEL sogar von 97%. Alle fanden im Vergleich zum Unterkiefer im Oberkiefer eine signifikant schlechtere Überlebenswahrscheinlichkeit der IMZ-Implantate. Der IMZ-Hersteller gibt eine Drei-Jahres-Osteointegrationsgarantie.

6.5.21 ITI-Bonefit®-Implantate (Code A0701)

ITI bedeutet Internationales Team für orale Implantologie. Diese von A. SCHROEDER geleitete Gruppe besteht aus Kieferchirurgen, Zahnärzten, Anatomen, Physikern, Konstrukteuren, Metallurgen, Technikern und anderen Spezialisten. Angegliedert ist eine Stiftung zur Unterstützung der Forschung auf dem Gebiet der oralen Implantologie.

SCHROEDER gelang 1976 der Nachweis einer innigen Verbindung zwischen Knochen und Titanimplantaten mit einer Titan-Plasma-Flame-Beschichtung (s. a. Kap. 4.1). Diese Erkenntnis wurde umgesetzt bei der Entwicklung der ersten beschichteten Implantate. Das Ergebnis waren die Hohlzylinder-Implantate (s. Abb. 4-10) der Schweizer Herstellerfirma Straumann.

1985 wurde das ITI-System standardisiert, d.h. mit genormten Instrumenten und prothetischen Hilfsteilen ausgestattet, so daß die von nun an Bonefit® benannten Implantate für *alle Indikationsklassen* geeignet sind.

Die **einteiligen Bonefit®-Implantate** mit Längen von 8–16 mm sind für die Regio interforaminalis im zahnlosen Unterkiefer und für eine sofortige Belastung entwickelt worden. Dabei muß per Hand ein Gewinde vorgeschnitten werden (Abb. 6-38).

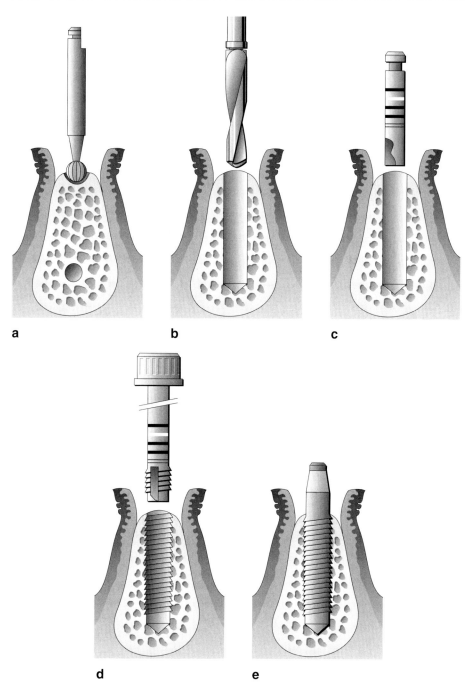

a   b   c

d   e

Abbildung 6-38.   Einbringen eines einteiligen ITI-Implantats.

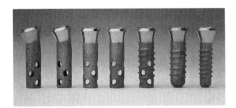

Abbildung 6-39. ITI-Bonefit®-Implantate.

Bei den **zweiteiligen Bonefit®-Implantaten** (Abb. 6-39) mit einem Durchmesser von 3,3 mm unterscheidet man Hohlzylinder, Hohlschrauben und Vollschrauben. Diese sind für alle anderen Kieferregionen konstruiert. Die Suprastrukturen können auf konische Pfosten zementiert werden oder mit Hilfe eines neuen Oktasystems verschraubt werden.

Nach früheren 90% Erfolgsaussichten für ITI-Implantate geben BUSER und BELSER hierfür heute Erfolgszahlen von fast 100% an.

6.5.22 KSI-Bauer-Schrauben (Code A3101)

Die Kompressions-Schraubimplantate (KSI) nach BAUER gibt es in sieben verschiedenen Längen und Stärken. Es handelt sich um einzeitige, einteilige Schrauben mit einem Konkavgewinde aus einer Titan-6-Al-4-V-Legierung, die hauptsächlich für die Indikationsklassen I, II und IV im Ober- und Unterkiefer empfohlen werden. Die preiswerten Implantate sind seit 1987 in Gebrauch und haben keine genormten Aufbauten.

6.5.23 Neue Ledermann-Schrauben/NLS (Code A0903)

Siehe unter Kapitel 6.5.31.

6.5.24 NP (Novoplant)-Implantate (Code A1803)

Diese Titan-Schraubimplantate mit HA-Beschichtung sind seit 1990 in Gebrauch

und aufgrund von Erfahrungen mit den TCP- und Biodontics-Implantaten entwickelt worden. Sie sind hauptsächlich für die Klasse I und II in der Ober- und Unterkiefer-Frontzahnregion geeignet und werden nicht für den zahnlosen Oberkiefer und ebenfalls nicht für ungeübte Anwender empfohlen.

6.5.25 Osteoplate® 2000 Oraltronics (Code A2212)

Siehe unter Kapitel 6.5.8.

6.5.26 Paraplant-2000-Implantate (Code A3001)

Es handelt sich um zweizeitige, zylindrisch-patronenförmige Titanimplantate mit sandgestrahlter oder HA-beschichteter Oberfläche aus der Schweiz, die erstmals 1990 vorgestellt wurden. Sie eignen sich vor allem für den Einzelzahnersatz sowie für die Fixierung von Totalprothesen.

Um eine Überlastung der periimplantären Knochenstrukturen zu verhindern, wird als suprastrukturelle Besonderheit eine *konfektionierte, resiliente Konuskrone* angeboten. Sie wird für eine optimale Brücken- oder Stegverbindung zwischen natürlichen Zähnen und Implantaten mit einer vertikal-transversalen Resilienz von 100 µm angeboten, für implantatgetragene Totalprothetik mit einer Resilienz von 400 µm vertikal und 100 µm transversal. Die Resilienz wird durch eine patentrechtlich geschützte kronenintegrierte INOX-Repulsionsfeder erreicht. Die resilienten Suprastrukturteile sind *kompatibel* mit dem *IMZ-System*. Mit anderen Implantaten wird eine Kompatibilität angestrebt.

6.5.27 Pedrazzini-Schraubimplantate (Code A3201)

Pedrazzini ist der italienische Hersteller dieser Schraubimplantate aus Titan, die verwendbar sind für alle Klassen im

Ober- und Unterkiefer. Das spezielle Instrumentarium besteht aus einer Titanlegierung. Die Vorläufer dieser Implantate gehen bis ins Jahr 1966 zurück und sind mit bekannten Namen wie PASQUALINI und TRAMONTE verbunden.

Sie können in Durchmessern von 2,5–4,5 mm und Längen von 9–25 mm geliefert und durch einen keramischen Ringaufbau komplettiert werden (Abb. 6-40a).

6.5.28 Pedrazzini zylinderförmige Schrauben (Code A3202)

Diese zylinderförmigen Schrauben aus Titan werden seit 1988 verwendet. Eine Window-special-Form ist gefenstert und hat einen Durchmesser von 8 mm (!) (Abb. 6-40b).

6.5.29 Pedrazzini-Blattimplantate (Code A3203)

Die Pedrazzini-Blattimplantate sind von TAKÀCS entwickelt worden und sind ei-

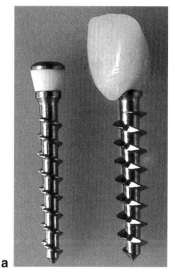

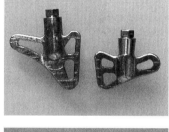

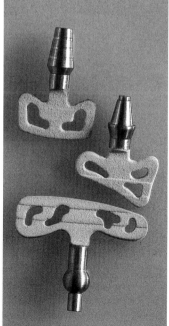

Abbildung 6-40.
a) Pedrazzini-Schrau-
benimplantate mit
keramischem Rin-
gaufbau.
b) Windowspezialform
der Pedrazzini-
Schrauben.
c) Pedrazzini-Blattim-
plantate aus Titan.
d) Pedrazzini-Blattim-
plantate aus Titan.
e) HA-beschichtete
Pedrazzini-Blattim-
plantate.

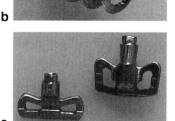

gentlich Weiterentwicklungen bzw. Modifizierungen der Blattimplantate von LIN-KOW mit in Pfostennähe eingezogener Schulter (Abb. 6-40c und d). Die Titanimplantate werden vom Hersteller auf Wunsch auch HA-beschichtet geliefert (Abb. 6-40e) und eignen sich für alle Indikationsklassen im Ober- und Unterkiefer.

6.5.30 Pitt-Easy® Bio-Oss®-Implantate (Code A2001)

> Diese mehrphasigen Zylinderschraubimplantate aus Titan haben eine TPF-Beschichtung und ein selbstschneidendes, sogenanntes Progressivgewinde (Abb. 6-41).

In ihrem Inneren befindet sich ein Kraftdämpfungsraum. Diese Implantate wurden erstmals 1985 von GRAFELMANN vorgestellt und sind besonders geeignet für Implantationen in der *Regio interforaminalis des Unterkiefers*, in der *Oberkieferfront* und im *präantralen Bereich des Oberkiefers*, aber auch für alle ande-

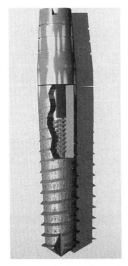

Abbildung 6-41. Pitt-Easy® Bio-Oss®-Implantat.

ren Regionen verwendbar. Drei Durchmesser (3,25/3,5/4,0 mm) und Längen von 8–24 mm stehen zur Verfügung, die variabel bepfostet werden können. Der Alveolarkamm sollte mindestens 5–6 mm breit sein.

6.5.31 Schraubimplantate nach LEDERMANN

Die 1977 vom Schweizer Zahnarzt LE-DERMANN eingeführten TPS-Schrauben wurden als einteilige, einzeitige Spätimplantate für den interforaminalen Bereich des zahnlosen Unterkiefers zur Fixierung einer Totalprothese konstruiert. Ihre Besonderheit bestand darin, daß sie sofort belastbar waren, sofern sie als Gruppe von vier Implantaten über Goldkappen mit Stegen verbunden waren. Die selbstschneidenden TPS-Schrauben aus Titan waren mit einer titan-plasma-flamebeschichteten Oberfläche im enossalen Bereich versehen, relativ einfach inserierbar, kostengünstig und über viele Jahre sehr erfolgreich. Falls allerdings periimplantäre Entzündungen und Knochenabbauvorgänge eintraten, erwies sich die Titan-Plasma-Flame-Beschichtung als nachteilig.

1988 stellte LEDERMANN deshalb eine überarbeitete Version vor, nämlich die **neuen Ledermann-Schrauben (NLS)**. Diese NLS-Implantate unterscheiden sich von den alten TPS-Implantaten vor allem durch ihre andersartige Oberfläche, die jetzt nicht mehr plasma-flame-beschichtet, sondern *korundgestrahlt* und *geätzt* ist. Außerdem wurden die Goldkappen und die Okklusalschrauben geringfügig verändert. Ihr Durchmesser beträgt 3,5 oder 4 mm. Sie stehen in Längen zwischen 8 und 20 mm zur Verfügung.

Bei der **Implantatbettpräparation** wird mit einem außen gekühlten Rosenbohrer angekörnt. Danach werden innengekühlte graduierte Spiralbohrer mit Durchmessern zwischen 2 und 4 mm eingesetzt. Die NLS-Implantate werden langsam unter Kühlung mit physiologischer Kochsalzlösung mit Hilfe einer Ratsche eingeschraubt. Die jeweils distal stehenden Implantate müssen unter Sicht des Foramen mentale mit einem Abstand von mindestens 3 mm vom Nervaustritt eingebracht werden. Nach dem Vernähen der Weichteile werden die vorgefertigten Goldkappen aufgeschraubt. Gleich danach kann für die Kappenstegverbindung und für die Unterfütterung der ausgeschliffenen alten Prothese der Abdruck genommen werden. Die Kosten für eine solche Implantatprothetik sind vergleichsweise gering.

Ebenfalls von LEDERMANN wurde 1984 in Zusammenarbeit mit dem Konstrukteur MATHYS und dem Zahntechniker FRISCHHERZ das **Ha-Ti®-Implantatsystem** entwickelt und in den Folgejahren ergänzt und verbessert. Es handelt sich um polyvalente, unbeschichtete, konische, stufenförmige Titanschrauben mit selbstschneidendem Gewinde mit Durchmessern von 3,5–7 mm (!) und Längen von 11–17 mm.

Die **Implantatbettpräparation** beginnt mit einer maschinellen Pilotbohrung. Alle folgenden Bohrungen werden mit Rätschenschlüsseln per Hand betrieben (daher der Name Hand-Titan-Implantat).

Der konische Hals ist glatt poliert. Mit Ausnahme der einzeitigen, stegtragenden Implantate in der Regio interforaminalis des Unterkiefers sollen alle anderen Ha-Ti®-Implantate mehrzeitig gehandhabt werden und im Unterkiefer vier Monate, im Oberkiefer sechs Monate einheilen.

Die Titanpfosten bzw. -aufbauten werden über ein Innensechskantgewinde mit dem Implantatkörper verbunden. Einzelkronen und Brückenpfeilerkronen werden mit Transversalschrauben auf den Pfosten befestigt, ansonsten werden für Stegkappen etc. Okklusalschrauben verwendet.

Die Ha-Ti®-Implantate können in allen Regionen des Ober- und Unterkiefers eingesetzt werden.

6.5.32 Scortecci-Diskimplantate (Code A2501)

Die T-förmigen Titanimplantate haben einen Basisteller mit unterschiedlichen Durchmessern und aufschraubbare Implantatpfosten in variabler Höhe. Sie sollen sich zur Fixierung von herausnehmbarem und festsitzendem Zahnersatz eignen. Sie gehen auf ein 1972 von JULLIET entwickeltes Implantat zurück und sind seitdem oft angewendet worden.

6.5.33 Screw-Vent-Dentsply-Implantate (Code A2207)

Siehe unter Kapitel 6.5.13.

6.5.34 SHA-Impladent- (Code A4301) und STI-Impladent- (Code A4303) Implantate

Es handelt sich um Titan-Schraubimplantate mit und ohne HA-Beschichtung aus Tschechien, die 1992 entwickelt wurden und von 50 tschechoslowakischen Implantologen verwendet werden.

6.5.35 Steri-Oss®-Implantate

Die mehrteiligen, mehrzeitigen **Steri-Oss®-Zylinderimplantate** aus Titan (Code-Nr. 1302) haben Durchmesser von 3,25 oder 3,8 mm und Längen von 8–18 mm. Sie sind TPF- oder HA-beschichtet.

Die **Steri-Oss®-Schraubimplantate** aus Titan (Code-Nr. 1301) haben Durchmesser zwischen 3,25 und 4,5 mm und sind als TPF-beschichtete oder HA-beschichtete und als gestrahlt-geätzte Typen erhältlich. Sie erfordern ein Vorschneiden des Gewindes.

Neuerdings werden auch **Blattimplantate** angeboten (Code-Nr. 1303). Die genormten Bohrer sind innengekühlt und titannitritbeschichtet.

Steri-Oss®-Implantate eignen sich für alle Indikationsklassen.

6.5.36 Sustain-Implantate (Code A4301)

Diese einteiligen, rotationssymmetrischen Implantate aus einer Titan-Aluminium-Vanadium-Legierung, die mit HA beschichtet und an der Oberfläche mit Rillen versehen sind, werden in den USA hergestellt und seit 1990 verwendet.

6.5.37 Swede-Vent®-Dentsply-Implantate (Code A2207)

Siehe unter Kapitel 6.5.13.

6.5.38 Tiolox®-Implantate (Code 0401)

Diese Implantate wurden erstmals 1991 von HOTZ vorgestellt und werden seit 1990 verwendet (Abb. 6-42).

Es handelt sich um *mehrzeitige, konische Titanschrauben* mit einem Halsdurchmesser von 3,5 mm in Längen von 12, 14 und 16 mm. Der gewindetragende Teil des Implantats ist oberflächlich angerauht. Der gewindefreie, zylindrische

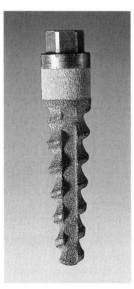

Abbildung 6-42. Tiolox-Implantat.

Halsteil ist mit einer porösen *Hydroxylapatit-Keramik* beschichtet. Über der HA-Schicht ist das Implantat glattpoliert. An den HA-beschichteten Halsteil soll bereits nach 14 Tagen neuer Knochen heranwachsen und hier einen keramoossären Verbund entstehen lassen. Die 0,05 mm starke HA-Schicht wird innerhalb des ersten Jahres post insertionem von Makrophagen resorbiert und durch neugebildeten Knochen ersetzt.

Das Implantatlager wird teils mit maschinell angetriebenen Fräsern, teils mit Handinstrumenten präpariert. Das Gewinde muß vorgeschnitten werden. Die mit einer Kunststoffkappe gedeckelten Implantate sollen subgingival einheilen. Es stehen neun verschiedene verschraubbare Aufbauten in Pfosten- oder Kugelform zur Verfügung. Die Suprakonstruktionen können bedingt abnehmbar oder festzementiert sein.

Die Tiolox®-Implantate der Firma Dentaurum eignen sich für alle Indikationen im Ober- und Unterkiefer. Die Überlebenswahrscheinlichkeit betrug nach 3,24 Jahren über 95% für Ober- und Unterkieferimplantate (HOTZ).

6.5.39 Titanaloy-Implantate (Code A2401)

Diese ein- oder zweizeitigen, blattförmigen Extensionsimplantate bestehen aus einer Titan-Aluminium-Vanadiumlegierung, verjüngen ihren Querschnitt nach apikal und werden mit Spezialinstrumenten „eingeschlagen".

Sie werden in neun Variationen in den USA hergestellt und sollen dort seit 1980 von vielen Implantologen verwendet werden.

6.5.40 Tramonte-Schraubimplantate (Code A1102)

Es handelt sich um Titan-Schraubimplantate, deren Vorläufer von TRAMONTE vor 40 Jahren erstmals vorgestellt wurde. Die einzeitigen, einteiligen Tramonte-

Schrauben und deren Modifikationen sind vor allem in Italien sehr häufig implantiert worden.

6.5.41 Universal-Implantations-schrauben (UIS) (Code A3701)

Diese Implantationsschrauben sind ein- oder zweizeitige Titanimplantate mit einem Heliocodalgewinde. Die geraden oder auch schrägen Implantatköpfe sind abschraubbar. Man könnte sie als Modifikation oder Weiterentwicklung der Tramonte-Schrauben betrachten. Sie wurden erstmals 1983 von JUNGKUNZ vorgestellt.

6.5.42 Universal-Blattimplantate nach MÜNCH (Code A2301)

Es handelt sich um zweizeitige Blattimplantate aus Titan für alle Indikationsklassen für herausnehmbare, bedingt abnehmbare und festsitzende Suprastrukturen (s. a. Kap. 4.2.1).

6.5.43 ZL-Duraplant-Implantate (Code 2901)

Die ZL-Duraplant-Implantate sind in *zwei Ausführungen* erhältlich, als Schraubimplantat mit 2,9–3,5 mm Durchmesser oder als Zylinderimplantat mit 3,1 mm Durchmesser in Längen von 9–15 mm.

Das gesamte ZL-Duraplant-Implantatsystem einschließlich der Insertionsinstrumente und geraden oder schwenkbaren Aufbauten besteht aus *Timedur*, einem vergüteten Reintitan mit besonders guten physikalischen Eigenschaften. Die Implantate sind bei gleichzeitiger Kalziumphosphatzugabe oberflächenkonditioniert. Die so entstandene TICER-Oberfläche ist nach Untersuchungen der Freien Universität Berlin und der Universität Leipzig hinsichtlich des Knochenanwachsverhaltens dem Titan oder Titan-Plasma-Flame überlegen.

Die ZL-Duraplant-Implantate sind als *Spätimplantate* für *alle Indikationen* geeignet.

7 Voraussetzungen für Implantationen

Der Einsatz zahnärztlicher Implantate im Rahmen der modernen Zahnheilkunde hat sich als außerordentlich segensreich für Patienten erwiesen, deren natürliche Zähne verlorengegangen sind. Aber die Ausführung implantologischer Maßnahmen stellt hohe Anforderungen an alle Beteiligten, an die Zahnärzte, die Praxismitarbeiterinnen, die Zahntechniker und die Patienten.

7.1 Vorkenntnisse, Ausbildung, Erfahrung des Zahnarztes

Ein Zahnarzt, der implantieren möchte, muß in einer geeigneten Berufsausbildung und -weiterbildung bestimmte Kenntnisse und Fertigkeiten erworben haben. Von besonderer Wichtigkeit sind anatomisch-topografische Kenntnisse im Mund-Kiefer-Gesichtsbereich. Ansonsten sollte er sich zunächst in allen übrigen Disziplinen der Zahnheilkunde – insbesondere auf chirurgischem und prothetischem Gebiet – eine exakte, sorgfältige und verantwortungsbewußte Arbeitsweise angeeignet haben und auf möglichst viele erfolgreiche Behandlungen zurückblicken können. Er muß praxiserfahren sein.

> Eine Implantation darf keinesfalls der erste operative Eingriff sein (TETSCH).

Wenn ein Zahnarzt selbständig in eigener Praxis Wurzelspitzenresektionen vornimmt und verlagerte Weisheitszähne entfernt, sind dies gute Voraussetzungen für eine implantologische Tätigkeit, denn eine enossale Implantation ist bei günstigen anatomischen Gegebenheiten nicht schwieriger einzustufen. Insofern kann eine oralchirurgische Weiterbildung von Vorteil sein, sie ist aber nicht notwendig, da implantologische Eingriffe bezüglich der zu erwartenden postoperativen Komplikationen eher risikoärmer als andere kieferchirurgische Operationen sind. Wichtig ist, daß dieser Zahnarzt außerdem auch *prothetisch versiert* ist, denn eine Implantation ist zwar eine chirurgische Leistung, die sich aber nach prothetischen Gesichtspunkten richten muß.

Der implantologische Langzeiterfolg ist entscheidend abhängig von der Ausführung der Suprastruktur und der zahnärztlichen Nachsorge. Der angehende Implantologe sollte deshalb in der Lage sein, einen Patienten im Sinne einer oralen Rehabilitation mit hochwertiger Präzisionstechnik ohne Einsatz von Implantaten prothetisch und gnathologisch optimal zu versorgen, bevor er Implantate einsetzt. Prinzipiell bestehen nämlich nur wenig Unterschiede zwischen einer implantatgetragenen Prothetik und dem auf natürlichen Zähnen verankerten Zahnersatz.

Grundsätzlich kann gesagt werden, daß die fachlichen Voraussetzungen für Implantationen von jedem fortbildungswilligen Zahnarzt erlernbar sind, denn die erforderlichen chirurgischen und technisch-manuellen Fähigkeiten sind nicht höher zu bewerten als die für andere zahnärztliche Behandlungsmethoden nötige Geschicklichkeit.

Selbstverständlich ist eine Teamarbeit, also eine Arbeitsteilung zwischen Kieferchirurgen bzw. Oralchirurgen und Zahnarzt bei einer Implantatversorgung möglich und in schwierigen Fällen sogar erforderlich. Die drei Berufsverbände haben sich darauf verständigt, daß eine Implantatbehandlung sowohl im Teamwork als auch in einer Hand zu einer qualifizierten Versorgung des Patienten mit implantatgestütztem Zahnersatz führen kann. Die Erfahrung zeigt allerdings, daß die Patienten es am liebsten sehen, wenn die Gesamtbehandlung in einer Hand liegt.

Verfügt der Zahnarzt also über die geschilderten Voraussetzungen und über die nötigen anatomischen Kenntnisse, dann kann er das spezielle Know-how für den Umgang mit bestimmten Implantatsystemen in *Fortbildungskursen* erwerben. Diese werden von den Universitäten, den implantologischen Gesellschaften, Fortbildungsinstituten der Landeszahnärztekammern und der Industrie in ausreichender Zahl angeboten.

Da bei keinem Verfahren eine 100%ige Erfolgsgarantie gegeben ist, ist es vorteilhaft, wenn der Anfänger die *Unterstützung eines erfahrenen Implantologen* gewinnen kann, an den er sich im Zweifelsfalle wenden darf. Versierte Implantologen verfügen in der Regel über Erfahrungen mit mehreren Systemen. Für die Anbahnung eines entsprechenden Kontakts kann die Mitgliedschaft in einer implantologischen Gesellschaft von Nutzen sein.

Die Anschriften der drei großen deutschen **implantologischen Gesellschaften** lauten wie folgt:
- Deutsche Gesellschaft für Implantologie im Zahn-Mund- und Kieferbereich e.V., Präsident Dr. H. Duelund, Bahnhofstr. l6 B, 94032 Passau. Sekretariats-Telefon: 0851/56565. Fax: 0851/73813.
- Deutsche Gesellschaft für Zahnärztliche Implantologie e.V., Präsident Dr. G. Takàcs, Hindenburgstr. 14, 96450 Coburg. DGZI-Sekretariats-Telefon: 09561/94842. Fax: 09561/90930.

- Bundesverband der niedergelassenen implantologisch tätigen Zahnärzte in Deutschland e.V., Präsident Dr. H.J. Hartmann, Tutzing. Sekretariat: Theaterwall 14, 26122 Oldenburg. Telefon: 0441/12148. Fax; 0441/12148.

7.2 Praxisstruktur bzw. -ausstattung und Labor

Der Einsatz implantologischer Methoden erfordert gewisse bauliche, einrichtungsmäßige, technisch-apparative und personelle Voraussetzungen der Praxis, die meist erst geschaffen werden müssen. Dies bedeutet einen nicht unerheblichen finanziellen Aufwand für die Ausstattung der Praxis und die Schulung des Praxisteams.

Zur Hygiene beim ambulanten Operieren in Krankenhaus und Praxis sind in jüngster Zeit neue allgemeine Richtlinien des Bundesgesundheitsamtes veröffentlicht worden. Diese gehen davon aus, daß das Ziel jeglicher Hygienemaßnahmen die Vermeidung von Infektionen ist. Eine ambulante Operation dürfe für den Patienten nicht mit einem höheren Infektionsrisiko verbunden sein als dies bei einem operativen Eingriff im Rahmen einer stationären Behandlung im Krankenhaus der Fall sei.

> Stationäre und ambulante Operationen erfordern den gleichen Hygienestandard.

Die Richtlinien berücksichtigen die besonderen Gegebenheiten der einzelnen ärztlichen Fachgebiete (noch) nicht. Sie waren aber Anlaß für eine Empfehlung des Bundesverbandes der Mund-Kiefer-Gesichtschirurgen zur Hygiene beim ambulanten Operieren in der MKG-Chirurgie.

Dessen Empfehlung besagt unter anderem, daß die baulichen Gegebenheiten so zu gestalten sind, daß die Eingriffe unter hygienisch einwandfreien Bedingungen durchgeführt werden können, was vor allem bei Praxisneugestaltungen zu berücksichtigen ist, für die ein Arzt für Hygiene beratend hinzugezogen werden sollte. Die Einrichtungsgegenstände müssen so gestaltet und angebracht sein, daß deren Oberflächen zugänglich, leicht zu reinigen und zu desinfizieren sind.

Obwohl das OP-Gebiet als kontaminiert anzusehen ist, werden für orale Eingriffe neben dem Operationsraum ein Umkleidebereich für Patienten, ein Umkleidebereich für das Personal mit Waschbecken und Vorrichtung zur (chirurgischen) Händedesinfektion, ein Putz- und Entsorgungsraum und ein Sterilisierraum mit Aufbereitungsbereich empfohlen.

Für die meisten bestehenden Praxen dürfte es schwierig werden, diesen Empfehlungen zu entsprechen. Nach SPIEKER-MANN ist es jedoch unerläßlich, die entsprechenden Voraussetzungen zu schaffen, um korrekt und im Bewußtsein der Asepsis chirurgisch-implantologische Eingriffe durchzuführen.

Prinzipiell besteht jedoch Einigkeit darüber, daß die orale Implantologie nur in Ausnahmefällen, nämlich bei umfangreichen knochenchirurgischen Maßnahmen unter stationären Bedingungen erfolgen muß, in der Regel also ambulant in einer entsprechend ausgerüsteten Praxis ausgeübt werden kann.

Neben den speziellen implantatsystemkonformen Instrumenten, die in sogenannten Sets angeboten werden, muß ein chirurgisches Standardinstrumentarium (Abb. 7-1), die Möglichkeit zur chirurgischen Händedesinfektion, steriles Abdeckmaterial (für Patient, OP-Tische, -Stühle und Bohrschläuche) und sterile OP-Kleidung (Kopfschutz, Mundschutz, Handschuhe, OP-Kittel) (Abb. 7-2) vorhanden sein.

Letzteres gewinnt durch die Ausbreitung von Hepatitiden und AIDS immer größe-

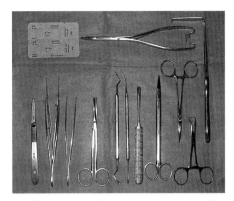

Abbildung 7-1. Chirurgisches Standardinstrumentarium.

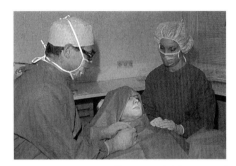

Abbildung 7-2. Sterile OP-Kleidung und Abdeckung.

re Bedeutung, damit nicht nur der Patient, sondern auch der Zahnarzt und seine Mitarbeiter vor einer Infektion geschützt werden.

Im Gegensatz zur hygienischen Händedesinfektion, bei der aus einem Direktspender ohne Handkontakt etwa 3 ml des Desinfektionsmittels in die Hohlhand gegeben und mindestens 30 Sekunden lang über beide Hände verrieben werden, geht man bei der *chirurgischen Händedesinfektion* folgendermaßen vor: Ein bis zwei Minuten Vorwaschen mit einer milden Waschlotion, Bürsten von Nägel und Nagelfalz. Hände und Unterarme mit sterilem Einmalhandtuch abtrocknen. Zweimal je zweieinhalb Minuten lang 5 ml eines Händedesinfektionsmittels auf Händen und Unterarmen verreiben. Nicht abtrocknen! Sterile Handschuhe anziehen!

Die Praxis muß auch über ausreichend große *Sterilisatoren* verfügen. Die bei 134° arbeitenden Autoklaven eignen sich für alle Implantatmaterialien einschließlich Hydroxylapatit, ebenso wie für alle Abdeckmaterialien und Instrumente, auch solche, die schneiden oder rotieren.

Erforderlich sind *Hand-* und *Winkelstücke* mit Innen- und Außenkühlung und reduzierter Tourenzahl (1:16, 1:20 bis maximal 1:100) sowie ein *spezielles Antriebsaggregat,* das als autarkes Chirurgiegerät arbeiten kann. Derartige *chirurgische Bohrmaschinen* mit großer Durchzugskraft im niedrigen Drehzahlbereich und eigener Kühlflüssigkeitszufuhr werden von zahlreichen Firmen angeboten (Aesculap, Bien-Air, Friatec, Go-of, Kavo, Matysiak, Micro-Mega, Nouvag, Osade, Satelec, Weil, W&H u.a.). Neuerdings haben diese Antriebsaggregate eine Schaltung für verschiedene Implantatsysteme, womit man dann speziell den Anforderungen eines bestimmten Systems gerecht werden kann. Als Kühlflüssigkeit dient sterile physiologische Kochsalzlösung.

Ferner ist eine *leistungsstarke Absauganlage* und *Röntgenanlage* nötig, insbesondere ein modernes Panoramaröntgengerät. Die technische Weiterentwicklung gerade dieser Geräte verläuft ähnlich rasch wie die der Implantologie. Es werden heute mikrochipgesteuerte Geräte angeboten, die nicht nur ein normales Panoramaröntgenbild, sondern alle zwei Millimeter Einmillimeterschichtaufnahmen (vertikale Tomographie), Schädelaufnahmen (anterior-posterior und seitlich) und spezielle Kiefergelenkaufnahmen immer bei individuell selektierter, optimaler Belichtungsautomatik und mit geringstmöglicher Strahlendosis herstellen können. Diese multifunktionalen Geräte nehmen dank des eingebauten Rechners nicht mehr Raum ein als ein einfaches Panoramagerät älterer Bauart.

Für Notsituationen sollte ein *Notfallkoffer* bereit gehalten werden, der allerdings ohnehin in jeder Praxis vorhanden sein sollte.

Schließlich erfordert jede Implantation neben dem Operateur eine *OP-Assistenz* und weitere ein bis zwei *Helferinnen,* die entsprechend geschult sein sollten. Zur Schulung des OP-Teams kann der Verlauf einer Implantation probemäßig geübt werden, wobei ein Tierknochen den Patienten ersetzt. Als hierfür besonders geeignet haben sich Schulterblatt und Hüftbein eines Schweins erwiesen.

Gerade bei Anwendung neuer Verfahren, sollte unbedingt die fast immer detailliert gegebene Anleitung von A bis Z systematisch, Schritt für Schritt, von der Entnahme des steril verpackten Implantats aus der Glasampulle bis hin zum Wundverschluß genau befolgt und entsprechend eingeübt werden.

Die Implantatampullen sind so klein, daß nicht alle Angaben über den Inhalt und seine Eigenschaften in lesbarer Größe aufgedruckt werden können. Viele Hersteller verwenden deshalb einen Farb- und/oder Zahlen-Code, den man kennen muß.

Als weniger geübter Einsteiger sollte man sich nicht scheuen, die der Literatur oder dem Herstellerprospekt entnommene schriftliche und bebilderte Anleitung zum operativen Vorgehen für die Zeit der Implantation in einer durchsichtigen Folie verpackt mit Klebestreifen an die hoffentlich hoch gefliese Wand hinter dem Patienten zu kleben und im Zweifelsfalle einen Blick darauf zu werfen, um sich noch einmal über den nächsten Schritt zu vergewissern.

> Jeder empfohlene Behandlungsschritt hat seinen Sinn. Unterlassungen oder mißglückte Aktionen haben meist Folgen.

Anfängliche Fehler pflanzen sich in der jeweiligen Fallgeschichte fort. Schon die alten Griechen wußten „Das eben ist der Fluch der bösen Tat, daß sie fortzeugend immer Böses muß gebären".

Wichtig ist auch eine Zusammenarbeit mit einem *implantatprothetisch erfahrenen Labor*, das die systemkonformen Hilfsteile vorrätig hat. Manche Labors halten ein großes Sortiment verschiedener Implantatsysteme vorrätig, so daß der implantierende Zahnarzt die Teile nicht selbst anliefern und hierfür kein kostspieliges Lager unterhalten muß. Das leistungsfähige Labor kann auch eine nicht zu unterschätzende Verbindungsstation beim Zusammenwirken eines Implantologen mit dem überweisenden Hauszahnarzt sein, der die prothetische Suprastruktur selbst ausführen möchte.

Für den Fall der Fälle sollte die Praxis eine ausreichende *Berufshaftpflichtversicherung* besitzen. Der Versicherungsgesellschaft sollte vorsorglich mitgeteilt werden, daß hier auch implantiert wird. Diese Mitteilung kann, muß aber nicht automatisch, eine Prämienerhöhung nach sich ziehen.

7.3 Patienteneignung (allgemeine Indikationen und Kontraindikationen)

Obwohl in den letzten Jahren große Fortschritte erzielt wurden, kann der Zahnarzt bei weitem nicht alle Wünsche nach implantatgetragenem Zahnersatz erfüllen. Vieles ist noch nicht machbar oder im speziellen Fall erfahrungsgemäß nicht erfolgversprechend und damit nicht verantwortbar.

Die Patienten müssen bestimmte Voraussetzungen erfüllen, damit bei ihnen Implantationen durchgeführt werden können, insbesondere dürfen sie nicht an Krankheiten leiden, die die Einheilung von Implantaten gefährden.

Allgemein betrachtet sind Implantationen besonders angezeigt bei glaubwür-

diger Prothesenintoleranz, Unfallverletzten und Patienten, die durch einen herausnehmbaren Zahnersatz in der Ausübung ihrer Berufstätigkeit behindert werden (Schauspieler, Sänger, Musiker, Redner u.ä.).

Wichtige Aspekte sind:
- Die Patienten sollten sich in *guter körperlicher und psychischer Verfassung* befinden und den *entschlossenen Eindruck* vermitteln, daß sie Implantate ohne irgendwelche Einschränkungen wünschen.
- Das Kieferwachstum sollte weitgehend abgeschlossen sein. Der Patient sollte also *mindestens 15 Jahre alt* sein. Eine obere Altersbegrenzung besteht nicht. Die Ergebnisse sind bei älteren Patienten nicht schlechter als bei jüngeren (s. Kap. 13).
- Es sollten *keine gravierenden Allgemeinerkrankungen* vorliegen, die per se oder durch eine nötige Dauermedikation Operationen verbieten, die Einheilung des Implantats gefährden oder eine ausreichende Mundhygiene und Kooperation fraglich erscheinen lassen. Bei fehlender Compliance ist der Mißerfolg meist vorprogrammiert.
- *Akute Krankheiten, Schwangerschaft* und *starke psychische Belastungsphasen* gelten als vorübergehende Kontraindikationen. Sie sollten den Zahnarzt veranlassen, die Implantation zu verschieben.
- Bei Patienten mit *psychiatrischen und psychischen Erkrankungen* aller Art sowie solchen mit *fazialen Hyperkinesien, Dyskinesien* und therapeutisch nicht beeinflußbaren *oralen Parafunktionen* sollte von einer Implantatbehandlung in der Praxis abgesehen werden. Diese Patienten sind durch Implantationen oft überfordert.
- *Drogen- und Alkoholabhängige* sind meist unzuverlässig und leiden vielfach an Fehlernährung und Abwehrschwäche.

– *Tumorpatienten* sollten an spezielle Behandlungszentren überwiesen werden.

– Daß *starkes Rauchen* die Prognose von Implantaten wegen der negativen Auswirkungen des Nikotins auf die Endstrombahnen verschlechtert, gilt als sehr wahrscheinlich.

– Das Gebiß sollte vor der Implantation saniert sein. Falls dies nicht der Fall sein sollte, muß der Patient damit einverstanden sein, daß krankhafte Zustände in allen Kieferabschnitten vor der Implantation behandelt werden. Eventuelle *Myoarthropathien* müssen deutlich abgeklungen sein.

– Es dürfen keine Schmerzen unbekannter Ursache im Mund-Kiefer-Gesichtsbereich bestehen.

– Da Implantationen in der Praxis fast ausnahmslos in Lokalanästhesie durchgeführt werden, ist es von Interesse, ob der Patient die entsprechenden Medikamente gut verträgt.

Zur Klärung aller Fragen muß eine sorgfältige, in der Kartei dokumentierte Anamnese und eine zahnärztliche Untersuchung stattgefunden haben (s. Kap. 8.1). Schon beim Verdacht auf Stoffwechselerkrankungen, hämatologische Erkrankungen, Herzkreislauferkrankungen, Knochenstoffwechselstörungen, Kollagenosen, Herzklappenprothesen und Zustand nach Endokarditis sollte der Zahnarzt Kontakt zum behandelnden Arzt aufnehmen.

> Der BDIZ empfiehlt seinen Mitgliedern, grundsätzlich eine ärztliche Untersuchung des Patienten vor einer Implantation durchführen zu lassen.

Bewährt haben sich Anamnesebögen, die in vielen Praxen ohnehin üblich sind. Der Patient kann nach dem Ausfüllen dieser Bögen gezielt befragt werden. Vorschläge, wie ein solcher *Anamnesebogen* aussehen könnte, wurden u.a. von SPIEKERMANN und TETSCH gemacht, erfreulicherweise in folgender identischer Form (Abb. 7-3).

Im Frankfurter Implantologie-Konsens von 1991 haben sich die drei wissenschaftlichen implantologischen Gesellschaften in Deutschland wie folgt geeinigt. **Kontraindikationen allgemeiner Art** sind:

– sämtliche Gründe gegen einen Wahleingriff,

– sämtliche Kontraindikationen gegen eine Lokalanästhesie,

– Erkrankungen, die durch Implantate negativ beeinflußt werden können (z.B. Endokarditis, Herzklappenersatz, Organtransplantation, Erkrankungen des rheumatischen Formenkreises),

– allgemeine und medizinische Therapieformen, die die Einheilung und den Verbleib des Implantats sowie das Implantatlager gefährden (z.B. Immunsuppressiva, Antidepressiva, Antikoagulanzien, Zytostatika),

– eine Reihe psychiatrischer Erkrankungen,

– bekannte extreme psychische oder physische Streßsituationen,

– mangelnde Motivation und Kooperation des Patienten.

In Zweifelsfällen wird die Rücksprache mit dem behandelnden Arzt empfohlen.

Andere Autoren möchten dies noch ergänzt wissen durch:

– Kachexie,

– hohes biologisches Alter,

– unzureichendes Hygieneverhalten.

Als **Kontraindikationen lokaler Art** gelten:

– mangelnde Motivierbarkeit zur Mundhygiene,

– manuelle Behinderung, soweit nicht durch Dritte kompensierbar,

– langzeitig nicht sichergestellte zahnärztliche Betreuung,

– Schmerzzustände unklarer Genese im Kiefer-Gesichtsbereich,

– nicht abstellbare Dysfunktionen im stomatognathen System, die zu einer Überlastung der Implantate führen,

– nicht sanierte Gebißsituation,

– therapieresistente generalisierte marginale Parodontitis,

– lappige Fibrome, Prothesenrandfibrome,
– unzureichendes Knochenangebot im Hinblick auf das gewählte Impantatsystem sowohl hinsichtlich Qualität wie Quantität, Verlust von mehr als einem Drittel der Alveolenwand bei Sofortimplantation,

---

Name: _____ **Vorname:** _____ **Geburtsdatum:** _____

Adresse:

_____

_____

		Ja	Nein
1.	Haben Sie irgendwelche allgemeinen Krankheiten? Wenn ja, welche?	❑	❑
2.	Waren Sie in den letzten zwei Jahren in einem Krankenhaus? Wenn ja, weshalb?	❑	❑
3.	Nehmen Sie ständig Medikamente? Wenn ja, welche?	❑	❑
4.	Besteht zur Zeit eine Schwangerschaft?	❑	❑
5.	Haben Sie eine der nachstehend aufgeführten Krankheiten?	❑	❑

❑ Herzkrankheit   ❑ Kreislauferkrankung
❑ Zuckerkrankheit   ❑ Lebererkrankung
❑ Blutkrankheit   ❑ Rheuma
❑ Allergie   ❑ Nierenerkrankung
❑ Schilddrüsenerkrankung   ❑ Anfallsleiden
❑ Lungenerkrankung   ❑ Magen-Darm-Erkrankung
❑ Nervenerkrankung   ❑ AIDS (HIV-positiv)

		Ja	Nein
6.	Neigen Sie zu Nachblutungen oder blauen Flecken?	❑	❑

Datum _____ Unterschrift _____

Abbildung 7-3. Anamneseerhebungsbogen.

– ungenügender Abstand zum Nervus alveolaris inferior, zu Kiefer- und Nasenhöhle.

Die Kontraindikationen sind nicht ausnahmslos zwingend, sondern *individuell abzuwägen*. Ein gut eingestellter Diabetes wird nicht mehr als Hinderungsgrund für Implantationen angesehen. **Besondere Bedingungen,** die eine höhere Risikobereitschaft bei der Indikationsstellung rechtfertigen, bestehen z.B. bei Patienten, die beruflich auf festsitzenden oder funktionstüchtigen herausnehmbaren Zahnersatz angewiesen sind. Einige Kontraindikationen sind temporärer Natur, „wie akute Erkrankungen, Rekonvaleszenzstadien, Schwangerschaft, Drogenabhängigkeit und Zustand nach Radiatio". Bestrahlungen sollten mindestens ein Jahr zurückliegen.

Selbstverständlich muß der Patient nach entsprechender Aufklärung mündlich und schriftlich sein *Einverständnis* zur Implantatbehandlung geben (s. a. Kap. 8.1.7). Zweifler und emotional instabile Patienten sollten nicht gedrängt oder überredet werden, sondern ohne Bedauern – wie selbstverständlich – konventionell versorgt werden.

8 Durchführung von Implantationen

8.1 Präoperative Maßnahmen

Prinzipiell sind in der Vorphase aller Implantationen die gleichen Schritte erforderlich, nämlich:

- Anamnese, Ausschluß von allgemeinen Kontraindikationen (Kap. 8.1.1),
- zahnärztliche Untersuchung, Ausschluß lokaler Kontraindikationen, Frage nach der Indikation (Kap. 8.1.2),
- Beurteilung des quantitativen Knochenangebots (Kap. 8.1.3),
- Beurteilung der Knochenqualität (Kap. 8.1.4),
- Modellanalysen, Wax-up-Simulation des geplanten implantatgestützten Zahnersatzes (Kap. 8.1.5),
- Besprechung der Befunde, Diagnosen und möglichen Therapien mit dem Patienten (Kap. 8.1.6),
- Aufklärungsgespräch, Patienteneinwilligung (Kap. 8.1.7),
- Behandlungsplan, Heil- und Kostenplan (Kap. 8.1.8),
- Terminabsprache, Praxisvorbereitung auf die Implantation (Kap. 8.1.9).

8.1.1 Anamnese, Ausschluß von allgemeinen Kontraindikationen

Eine sorgfältige Anamnese soll mögliche Kontraindikationen allgemeiner Art aufzeigen (s. Kap. 7.3) und gegebenenfalls eine Konsultation des Hausarztes bzw. Internisten veranlassen. Der BDIZ fordert von seinen Mitgliedern vor der Implantation eine *eindeutige Absicherung des Gesundheitszustands* durch eine ärztliche Untersuchung.

8.1.2 Zahnärztliche Untersuchung, Ausschluß lokaler Kontraindikationen, Frage nach der Indikation

Wie vor jeder Operation ist eine *klinische* und *röntgenologische Untersuchung des Mund-Kiefer-Gesichtsbereichs* erforderlich. Die jedem erfahrenen Zahnarzt vertrauten diagnostischen Maßnahmen sollten abgesehen von fehlenden Zähnen keinerlei pathologische Befunde ergeben, die zu Diagnosen wie rezidivierende Gingivitis, Stomatitis, Tumor, verlagerte Zähne, Zysten, Ostitiden, Wurzelreste oder Fremdkörpereinlagerungen Anlaß geben. Derart krankhafte Zustände müssen bis zu ihrer Sanierung als lokale Kontraindikation bewertet werden (s. a. Kap. 7.3).

Zur Frage der *Indikation* ist generell anzumerken, daß die wissenschaftlich fundierte Meinung zur Indikation einer Therapie einem stetigen Wandel unterworfen ist, weil ständig neue Forschungsergebnisse und Erfahrungen in die diesbezüglichen Überlegungen einfließen. Beispielsweise wurden die zahnärztlichen Implantate zunächst nur unter dem Gesichtspunkt des Schaffens von Stützpfeilern für Zahnersatz betrachtet. Heute sieht man weitere Vorteile, die darin bestehen, daß dem inaktivitätsbedingten Knochenabbau mit Hilfe von Implantaten vorgebeugt werden kann, und daß parodontal geschwächte Zähne durch einen Verbund mit Implantaten stabilisiert werden können. Hauptsächlich sind jedoch immer noch prothetische Gesichtspunkte für die Indikation einer Implantation ausschlaggebend.

Ganz allgemein besteht eine Indikation für Implantate bei glaubwürdiger Prothesenintoleranz, Unfallverletzungen sowie bei bestimmten Berufsgruppen (s. Kap. 7.3), aber auch in solchen Fällen, in denen unter Einsatz von Implantaten im Vergleich zur konventionellen Prothetik eine bessere, prognostisch günstigere, das Restgebiß weniger schädigende Versorgung möglich erscheint. Implantate sind also nicht nur bei Patienten angezeigt, bei denen konventioneller Zahnersatz versagt hat.

Im Detail sind für die Abwägung der Indikation und für die Behandlungsplanung durch spezielle Untersuchungen, Messungen, Berechnungen und Analysen im Mund des Patienten, anhand von Modellen und Röntgenbildern, unter Umständen auch Sonogrammen und Computertomogrammen folgende **Fragen** zu beantworten:

- Ist genügend Knochen vorhanden? Sind Maßnahmen zur Verbesserung des Implantatlagers erforderlich? (s. Kap. 8.1.3).
- Wie ist die Knochenqualität? (s. Kap. 8.1.4).
- Wieviele Implantate welcher Länge und welchen Durchmessers können eingebracht werden? (s. Kap. 8.1.5)
- Wieviele Implantate sind aus prothetischer Sicht an welchen Standorten erforderlich? (s. Kap. 8.1.5)
- Wie viele zusätzliche Implantate wären an welchen Standorten darüber hinaus noch wünschenswert? (s. Kap. 8.1.5)
- Welche axiale Einschubrichtung sollte angestrebt werden? (s. Kap. 8.1.5)

8.1.3 Beurteilung des quantitativen Knochenangebots

Die Quantität des Knochenangebots in allen drei Dimensionen wird durch spezielle metrische Untersuchungen im Mund, am Modell und anhand von Röntgenaufnahmen beurteilt. Neuerdings werden hierfür auch hochauflösende Sonogramme und Computertomographien (CT) eingesetzt. Die Untersuchungsergebnisse

sollen es dem Implantologen ermöglichen, die in Kapitel 8.1.2 formulierten Fragen zu beantworten.

In der **sagittalen Dimension** mißt man die Breite des Kieferkamms von vestibulär nach palatinal bzw. lingual. Dies kann im Mund des Patienten palpatorisch, mit *Schublehren* (Abb. 8-1b) oder *Tastzirkeln* (Abb. 8-1a) geschehen, aber auch am *Gipsmodell-Sägeschnitt*, wobei die Dicke der Mundschleimhaut abgerechnet werden muß, die ihrerseits wieder im Mund gemessen wird. Die Abbildung 8-1b zeigt eine sogenannte Implantatlehre, mit der bei oberflächlicher Anästhesie gemessen werden kann, wie dick die Schleimhaut und wie breit der Alveolarfortsatz an einer bestimmten Stelle ist. Außerdem kann auf dem Instrument der Abstand zum jeweiligen Antagonisten bzw. zum Gegenkiefer abgelesen werden.

- *Panoramaröntgenaufnahmen* geben keinen Aufschluß über die sagittale Dimension, also die vestibulär-palatinale bzw. vestibulär-linguale Kieferkammbreite. Aufbißaufnahmen mit Röntgenzahnfilmen sind hierfür im Unterkiefer sinnvoll.
- *Fernröntgenaufnahmen* des Schädels können für die Beurteilung der sagittalen Dimension in der Regio interforaminalis des Unterkiefers und im Oberkiefer-Frontbereich hilfreich sein.
- *Rechnergestützte CT-Auswertungen* sind in der Lage, die Breite des knöchernen Kieferkamms bildlich darzustellen und für alle Regionen und Dimensionen Millimeterangaben zu liefern. Mit ihnen ist zwischen Kortikalis und Spongiosa gut zu unterscheiden. Verbesserungen sind noch dahingehend wünschenswert, daß der Patient mit einer Schablone geröntgt werden kann, die mit ihren Markierungen die Schicht angibt, die dargestellt werden soll und dann auch dargestellt wird.

In der **vertikalen Dimension** ist der Abstand vom Nasen- bzw. Kieferhöhlenbo-

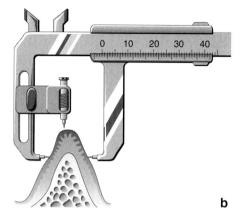

b

Abbildung 8-1.
a) Tastzirkel für die vestibulär-linguale bzw.
-palatinale Knochen-Dimension.
b) Schublehre.

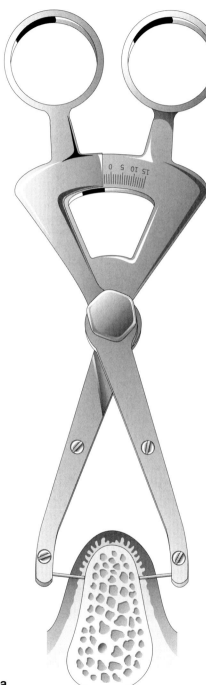

a

den zum Oberkiefer-Alveolarkamm sowie der Abstand vom Unterkiefer-Alveolarkamm zum Unterkieferrand bzw. zum Dach des Mandibularkanals von Bedeutung.

In der **horizontalen Dimension** interessiert der Abstand zum Foramen incisivum, zu Kieferhöhlenausbuchtungen, zum Foramen mentale und zu eventuell vorhandenen natürlichen Zähnen. Für ein Einzelzahnimplantat muß z.B. zwischen den Wurzeln der Nachbarzähne mindestens 8 mm Knochen vorhanden sein.

Die vertikale und horizontale Ausdehnung des Knochens wird meist durch *Vermessen von Röntgenaufnahmen* ermittelt, vereinzelt auch schon durch Computertomogramme. Da geröntgte Gegenstände auf den Filmen meist vergrößert erscheinen, ist zum Vermessen von Röntgenaufnahmen ein Maßstab erforderlich. Am einfachsten ist dies bei Röntgenzahnfilmen darstellbar, indem eine vor dem Film plazierte Millimeterrasterfolie mitgeröntgt wird. Auf dem Film erscheint dann ein Raster wie beim Millimeterpapier. Ein Karo entspricht einem Quadratmillimeter (Abb. 8-2).

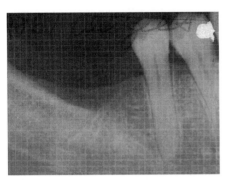

Abbildung 8-2. Millimeter-Raster auf einem Röntgenzahnfilm.

Bei **Panoramaröntgenaufnahmen** wird im Mund des Patienten eine *Kunststoffschiene* mitgeröntgt, die Metallkugeln mit einem Durchmesser von beispielsweise 5 mm trägt. (Abb. 8-3) Der

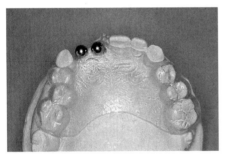

Abbildung 8-3. Kunststoffschiene mit Metallkugeln zum Miträntgen im Mund des Patienten.

Durchmesser der Kugelabbildung auf dem Film entspricht dann 5 mm im Kiefer (Abb. 8-4). Die Distanz kann mit einem Zirkel abgegriffen werden und dorthin auf dem Film übertragen werden, wo implantiert werden soll, oder umgerechnet werden. Ideal ist es, wenn die Kugeln denselben Durchmesser haben wie die in Aussicht genommenen Implantate. Bei den neuesten digitalen Panoramaröntgengeräten kann bei mitgeröntgter Metallkugel per Rechner ein Bild im Maßstab 1:1 angefordert und geliefert werden. Andere Systeme kopieren normale Panoramaröntgenaufnahmen und Röntgenzahnfilme digital. Mit den so gewonnenen Bildkopien kann dann im Rahmen der implantatprothetischen Planung auf dem Bildschirm per Computerprogramm gearbeitet werden.

Einfacher, aber weniger individuell und deshalb weniger genau ist das Vermessen der Panoramaröntgenaufnahmen mit *Kunststoff-Folien,* die vom Implantathersteller mitgeliefert werden. Die durchsichtigen Folien tragen schablonenartige Abbildungen der jeweiligen Implantattypen und werden auf den fertigen Film aufgelegt. Die Implantate sind auf den Schablonen meist im Verhältnis 1:1,26 abgebildet (Abb. 8-5), was in etwa dem Vergrößerungsfaktor der meisten Panoramaröntgengeräte entspricht.

Außerdem gibt es hierfür konstruierte, *vierschenklige Zirkel.* Wenn man mit der einen Seite eine Distanz auf dem Rönt-

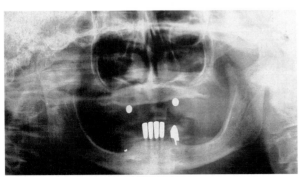

Abbildung 8-4. Metallkugelabbildung auf Röntgenbild.

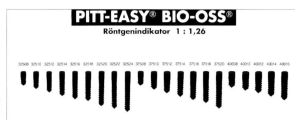

PITT-EASY® BIO-OSS®
Röntgenindikator 1 : 1,26

32508 32510 32512 32514 32516 32518 32520 32522 32524 37508 37510 37512 37514 37516 37518 37520 40008 40010 40012 40014 40016

Abbildung 8-5. Schablone zum Auflegen auf Panoramaröntgenbilder.

genfilm abgreift, zeigen die Zirkelschenkel der anderen Seite je nach eingestelltem Maßstab die entsprechend verkleinerte Strecke, die man für die Implantatauswahl benötigt.

Strahlenmäßig und kostenmäßig aufwendiger kann man jede gewünschte horizontale oder vertikale Distanz aus einem CT per Computerprogramm herausrechnen lassen.

> Zu bestimmten anatomischen Grenzen (Nachbarzähne, Kieferhöhle, Nasenhöhle, Foramen incisivum und mentale, Canalis mandibularis) müssen Sicherheitsabstände eingehalten werden. Außerdem muß bei allen Meßwerten eine Ungenauigkeit von 10% einkalkuliert werden.

Ist all dies rechnerisch berücksichtigt, so werden vor allem bei der Kieferkammbreite öfter als dies prima vista zu erwarten war, Grenzwerte erreicht. Wenn man dennoch implantieren möchte, muß an Maßnahmen zur Verbreiterung des Implantatlagers gedacht werden (s. Kap. 9).

Die **optimale Einschubachse** wird vor allem durch das Knochenangebot bestimmt. Den entgegenstehenden ästhetischen, phonetischen und prothetischen Erfordernissen kann man meist durch eine Neigung der Pfosten (s. Abb. 10-2) gerecht werden. Problematisch und prognostisch ungünstig ist die nicht axiale funktionelle Belastung schräg eingesetzter Implantate.

Selbstverständlich möchte jeder Im-

plantologe schon vor der Operation eine möglichst genaue Information über das Knochenangebot am geplanten Implantationsort haben. Bisher ist jedoch die direkte Beurteilung des Knochenangebots intra operationem unter Sicht jeder noch so aufwendigen Strahlendiagnostik überlegen.

8.1.4 Beurteilung der Knochenqualität

Daß die Qualität des Knochens, die in den einzelnen für eine Implantation in Aussicht genommenen Kieferregionen desselben Patienten unterschiedlich sein kann, Einfluß auf die Implantatprognose hat, ist sehr wahrscheinlich, wenn auch noch nicht eindeutig bewiesen.

Nach TRUHLAR et al., die 1991 2131 wurzelförmige Implantate nachuntersuchten, kamen die meisten Mißerfolge bei fast ausschließlich kompakter Knochenstruktur vor. Die besten Ergebnisse fanden sie bei engmaschiger Spongiosa, die von mehr oder minder breiter Kompakta umgeben war. Nach MOEGELIN soll die Belastbarkeit von Implantaten bei Osteoporosepatienten deutlich reduziert sein.

Normale Röntgenaufnahmen sagen aber wenig über den Mineralgehalt des Knochens aus, der bei *Osteoporosepatienten* reduziert ist. Rechneraufbereitete Computertomogrammdaten können darüber mehr Informationen liefern. Im Unterkiefer soll sich die hormonell bedingte Osteoporose kaum auswirken. Dort findet man lediglich die überall ablaufende, altersbedingte Umwandlung von engmaschiger in weitmaschige Spongiosa.

Die Knochenqualität kann anhand von Röntgenaufnahmen nur approximativ beurteilt werden. Sonogramme (SPRANGER et al., 1995) und rechnergestützte Auswertungen von Computertomogrammen (JACOBS, 1995) lassen eine bessere Beurteilung zu. Erfahrene Implantologen erkennen die Knochenqualität während der Implantatbettpräparation ziemlich treffsicher und richten ihr weiteres Vorgehen danach aus. Unter Umständen muß vom ursprünglichen Behandlungsplan intra operationem abgewichen werden.

LEKHOLM und ZARB (1985) sowie MISCH (1990) haben eine Einteilung in **vier Knochenqualitätsklassen** vorgeschlagen. Nach der Einteilung von MISCH sind die vier Klassen folgendermaßen definiert:

- D 1 = *dichte Kompakta*, wie sie vielfach im Frontbereich des atrophierten zahnlosen Unterkiefers anzutreffen ist.
- D 2 = *dichte poröse Kompakta*, wie man sie oft im Front- und Seitenzahnbereich des Unterkiefers und in der palatinalen Kompakta des Oberkiefer-Frontbereichs antrifft.
- D 3 = *dünne, poröse Kompakta* und *weitmaschige Spongiosa*, wie man sie oft in der fazialen Wand des Oberkiefer-Front- und -Seitenzahnbereichs sowie des Unterkiefer-Seitenzahnbereichs vorfindet.
- D 4 = *weitmaschige Spongiosa*, wie sie meist im Tuber-Bereich sowie nach Osteoplastiken anzutreffen ist.

Für den erfahrenen Implantologen verspricht eine *D-1-Qualität* eine enge Knochenanlagerung an das Implantat und dadurch bedingt eine hohe Primärstabilität. Deshalb sind bei einer D-1-Qualität auch kurze Implantate erfolgversprechend einsetzbar. Nachteilig ist die geringere Blutgefäßausstattung und Durchblutung, die eine längere Einheilzeit zur Folge haben kann. Außerdem ist bei einer D-1-Qualität die Implantatbettpräparation oft mühevoll und mit der Gefahr einer örtlichen Überhitzung des Knochens verbunden.

Bei einer *D-2-Knochenqualität* sind eine gute Versorgung mit Blutgefäßen und entsprechend günstige Einheilungsbedingungen bei guter Primärstabilität des Implantats zu erwarten. Die Implantatbettpräparation bereitet wenig Schwierigkeiten.

Bei einer *D-3-Qualität* des Knochens ist die Blutversorgung günstig, aber bei der Implantatbettpräparation besteht die Gefahr einer Inkongruenz zu den Abmessungen des vorgesehenen Implantats. Das Implantatbett kann leicht zu groß geraten. Manchmal kann in einem solchen Fall ein Implantat mit dem nächstgrößeren Durchmesser eingebracht werden. Da es auch nur zu einer weitmaschigen Knochenanlagerung an das Implantat kommen kann, sind möglichst lange Implantate größtmöglichen Durchmessers erforderlich; unter Umständen muß die Anzahl der Implantate erhöht werden, um die Belastung des einzelnen Implantats zu reduzieren. Auf jeden Fall muß der vorhandene Knochen implantologisch maximal ausgenutzt werden.

Auch bei einer *D-4-Qualität* muß der vorhandene Knochen maximal genutzt werden, indem die Anzahl der Implantate erhöht wird und möglichst lange Implantattypen größeren Durchmessers eingebracht werden. Auch hier ist die passgenaue Präparation des Implantatbetts und das Erreichen der erforderlichen Implantatprimärstabilität unter Umständen schwierig.

Die anamnestischen Daten und Befunde führen zu Diagnosen, die erkennen lassen, ob im speziellen Einzelfall eine Indikation zur Implantatversorgung gegeben ist oder nicht. Falls die Frage nach der Indikation bejaht werden kann, wird der Zahnarzt einen Behandlungsplan für einen implantatgetragenen Zahnersatz entwerfen und über mögliche Alternativen nachdenken.

8.1.5 Modellanalysen, Wax-up-Simulation des geplanten implantatgestützten Zahnersatzes

Diese Maßnahmen können zur Beantwortung der in Kapitel 8.1.2 formulierten Fragen beitragen und für die prothetischen Überlegungen sehr dienlich sein. Bei größeren Arbeiten sind sie unverzichtbar. Im Frankurter Konsensuspapier werden eine klinische Funktionsanalyse und eine Modellanalyse gefordert.

Gipsmodell-Sägeschnitte durch den geplanten Implantationsbereich können Aufschluß geben über die sagittal ausgerichtete Breite des Kieferkamms und die anzustrebende Implantateinschubrichtung. Letztere ist für die Implantatauswahl hinsichtlich der erforderlichen Pfostenneigung vor allem bei Implantationen in der Oberkieferfront wichtig. Man kann die aus der Fernröntgenaufnahme, aus dem CT oder am Modell ermittelte optimale Einschubrichtung mit Hilfe von Richtungsweiserschienen vom Modell in den Mund übertragen.

In der richtigen Bißlage einartikulierte Modelle des Ober- und Unterkiefers ermöglichen eine **Wax-up-Simulation** (Abb. 8-6) des vorgesehenen Zahnersatzes. Eine in Wachs aufgestellte Prothese oder eine mit Prothesenzähnen simulierte Brücke läßt leicht erkennen, an welchen „strategisch günstigen" Orten die Implantate eingebracht werden sollten, wo ein Okklusionskontakt zu den Antagonisten hergestellt werden kann und wie viele Implantate nötig sind bzw. dar-

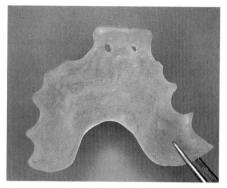

Abbildung 8-7. OP-Hilfsschiene mit Bohrlöchern für zwei Einzelzahnimplantate.

über hinaus noch sinnvoll und wünschenswert wären. Implantate nur des Implantierens wegen oder demonstrandi causa einzusetzen, ist gegebenenfalls allerdings schwer zu begründen.

Über die in Wachs aufgestellten Prothesen bzw. Brücken werden *Kunststoffschienen* tiefgezogen. An den Schienen werden die gewünschten Implantationsorte durch Bohrlöcher (Abb. 8-7) markiert. Mit ihnen kann man die prothetisch gewünschten Implantationsstellen in den Mund des Patienten übertragen und bei der Implantatinsertion anstreben. Bei Verwendung dieser Schienen, die auch als Set-up-Schablonen bezeichnet werden, soll das Ergebnis der Implantatversorgung weniger als bisher chirurgisch bestimmt sein oder gar Zufälligkeiten während der Operation überlassen bleiben.

Wenn man früher oft dort implantierte, wo der „beste" Knochen vorhanden war, versucht man heute mehr und mehr, dort zu implantieren, wo ein Implantat gebraucht wird. Letztendlich muß bei der Bestimmung der Implantatstandorte aber ein Kompromiß gefunden werden zwischen dem prothetisch-ästhetischen Ideal, zahntechnischen Zwängen und der die Anatomie berücksichtigenden chirurgischen Möglichkeit, das Implantat dort primärstabil einsetzen zu können, wo

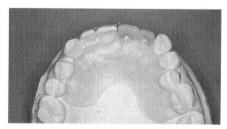

Abbildung 8-6. Präoperatives Wax-up für Kronen auf zwei Einzelzahnimplantaten.

dies aus prothetischer Sicht gewünscht wird. Präoperativ getroffene Festlegungen müssen unter Umständen intra operationem korrigiert werden, wobei Erfahrung, Flexibilität und schnelle Entscheidungen vonnöten sind.

Die **interaktive Implantationsplanung mit digitalen Computertomographiedaten** am Praxis-PC wird als derzeit sicherste Planungsmethode eingeschätzt und könnte künftig eine große Rolle spielen, obwohl der Aufwand nicht unerheblich ist. Die Strahlenbelastung soll in etwa derjenigen von zwei normalen Schädelröntgenaufnahmen entsprechen. Die Augen werden nicht durchstrahlt. Die Gefahr einer Linsentrübung besteht also nicht.

Bei der Methode wird vom Patienten zunächst bei einem ortsansässigen Radiologen ein *Computertomogramm der Kieferregion* erstellt. Dessen digitale Daten werden auf einer Diskette in ein Rechenzentrum gesandt, wo sie dechiffriert und für die eigens hierfür entwickelte Software SIM/Plant lesbar gemacht werden. Die so aufbereiteten Daten werden zum Zahnarzt transferiert, der dann auf seinem PC mit den Bildern arbeiten kann, oder er erhält *Bildausdrucke in jeder gewünschten Schichtebene* im Abstand von je einem Millimeter.

Falls der Zahnarzt über die erforderliche Software verfügt, kann er „interaktiv" werden, d.h. die jeweilige Schicht auf 0,1 mm genau abrufen, die auf dem Bildschirm erscheinen soll, hierfür die Knochendichte (= Qualität) abfragen, mit Hilfe der „Maus" ein Musterimplantat beliebiger Länge und beliebigen Durchmessers aus einer Box in die gewünschte Position bringen und dort „unblutig *probeweise" einsetzen*, die optimale Einschubrichtung festlegen und vieles andere mehr.

Die Planungssituation mit allen probeweise eingebrachten Implantaten kann auf der Festplatte gespeichert werden und ist damit jederzeit abrufbar. So ist man in der Lage, die Frage zu beantworten, ob enossale Implantationen über-

haupt möglich sind, ob augmentative Maßnahmen erforderlich sind, welche Implantatlängen und -durchmesser optimal wären, usw. Intraoperative Überraschungen können so vermieden und Implantationen dadurch sicherer gemacht werden.

Nachteilig können sich Metallkronen und -brücken bei der Durchstrahlung auswirken, weil diese beim Auftreffen von Strahlen störende Artefakte in ihrer Umgebung entstehen lassen.

8.1.6 Besprechung der Befunde, Diagnosen und möglichen Therapien mit dem Patienten

Jetzt können die Befunde, Diagnosen und möglichen Therapien dem Patienten vorgetragen werden. Es muß abgewogen werden, welche der vorhandenen Möglichkeiten für den Patienten am besten geeignet sind. Hierbei sollten Nutzen, Risiken und Kosten einer Implantatversorgung mit alternativen Behandlungsmethoden konventioneller Art verglichen werden. Haben sich Patient und Zahnarzt für eine der Möglichkeiten entschieden, stellt der Zahnarzt einen detaillierten schriftlichen Behandlungsplan auf. Wenn dieser Implantationen vorsieht, kann die Befundbesprechung übergehen in ein Aufklärungsgespräch.

8.1.7 Aufklärungsgespräch, Patienteneinwilligung

Der Patient hat Anspruch auf ein ausführliches Aufklärungsgespräch, damit er als informierter Mensch in Ausübung seines Selbstbestimmungsrechts eine wirksame Einwilligung in die geplante Therapie geben kann. Nicht die Helferin, sondern der Zahnarzt persönlich muß die Aufklärung vornehmen. Der Patient muß immer selbst und nicht statt seiner nur die Angehörigen informiert werden. Die mit der Behandlung verbundenen Risiken müssen dem Patienten schonend nahegebracht werden.

Die Einwilligung zur Behandlung setzt eine ausreichende Information über folgende Aspekte voraus:
– die Notwendigkeit des Eingriffs,
– die Art des Eingriffs,
– die möglichen Folgen des Eingriffs,
– die Konsequenzen einer unterbliebenen Behandlung und
– alternative Behandlungsmöglichkeiten.
Der Patient kann allerdings auf eine umfassende Information verzichten, was dann unmißverständlich geäußert und sorgfältig dokumentiert werden muß. Ein solcher Verzicht ist seitens des Zahnarztes nicht anzustreben, da nicht nur über Risiken sondern unter anderem auch darüber aufgeklärt werden sollte, daß Implantate weitaus mehr gepflegt werden müssen als natürliche Zähne. Viele Patienten stellen sich das Erlangen einer besseren Kaufähigkeit per Implantation einfacher vor als es ist, und sind nicht selten überrascht oder gar enttäuscht über soviel von ihnen erwartetes Bemühen.

Die jüngste Rechtsprechung zeigt, daß an die Aufklärung immer höhere Anforderungen gestellt werden. Es genügt nicht, dem Patienten wie bisher das Wesentliche über Art, Bedeutung und Folgen des Eingriffs zu vermitteln, sondern er muß auch auf extrem selten vorkommende *Komplikationen* und *alternative Therapieformen* hingewiesen werden, da es sich bei zahnärztlichen Implantationen nicht um lebensnotwendige Operationen handelt.

Der Bundesgerichtshof trifft folgende **Unterscheidungen:**
– Diagnoseaufklärung,
– Therapieaufklärung,
– Risikoaufklärung,
– Verlaufsaufklärung,
– Sicherungsaufklärung und
– wirtschaftliche Beratungspflicht.
Im einzelnen bedeutet dies, daß mit dem Patienten nach der Information über den Befund und die Diagnose, über die vom Zahnarzt beabsichtigte Behandlung und mögliche Alternativen gesprochen werden muß. Falls es mehrere sinnvolle

Möglichkeiten gibt, muß zusammen mit dem Patienten abgewogen werden, welche gewählt werden soll. Der Zahnarzt kann ein Abweichen von seinem Behandlungsvorschlag ablehnen und die Überweisung an einen anderen Spezialisten vorschlagen.

Der Patient muß in *jede* vorgesehene Behandlung einwilligen. Die Einwilligung ist nur dann rechtswirksam, wenn der Patient über die eingriffsspezifischen Risiken aufgeklärt wurde. Hierbei ist auch die Zwischenfallhäufigkeit bei dieser Behandlung in dieser speziellen Praxis zu nennen. Über selten vorkommende, aber für diese Therapie spezifische Komplikationen muß ebenfalls aufgeklärt werden, wenn diese für den Fall ihres Eintretens die Lebensführung des Patienten sehr belasten. Der Patient muß auch in etwa wissen, was mit ihm geschehen wird. Bei einer länger dauernden implantatprothetischen Versorgung muß er über den Verlauf der Behandlung und die jeweils mögliche Veränderung seines Gesundheitszustands informiert werden.

Unter einer *Sicherungsaufklärung* versteht man Hinweise auf das Patientenverhalten nach der Implantation (Verkehrstauglichkeit, Wiedervorstellung, Mundhygiene etc.).

Die *wirtschaftliche Beratungspflicht* beinhaltet, den Patienten auf Umstände hinzuweisen, die einer Kostenübernahme durch seine Versicherung oder Beihilfestelle entgegenstehen könnten, und ihn über selbst zu tragende Kosten und kostengünstigere Behandlungsmöglichkeiten aufzuklären (s. a. Kap. 8.1.8).

Visuelle Hilfsmittel wie Anschauungsmodelle, Video-Bänder, Diapositive und bebilderte Broschüren zum Mitgeben erleichtern das zahnärztliche Bemühen, dem Patienten eine annähernd richtige Vorstellung von dem zu geben, was geplant ist, welche Vorteile ein implantatgetragener Zahnersatz hat und welche nachteiligen Entwicklungen zu befürchten sind, wenn eine Implantation unterbleibt. Beim Bundesverband der niedergelassenen implantologisch tätigen Zahnärzte können Patientenbroschüren zum Thema „Orale Implantologie" mit dem Titel „Was müssen Patienten über zahnärztliche Implantate wissen?" angefordert werden. Auch andere Gesellschaften bieten entsprechendes Material an.

Der Verlauf einer solchen Aufklärung sollte unbedingt in Form eines *Gesprächsprotokolls* festgehalten und in der Kartei abgelegt werden. Das Protokoll sollte von der Helferin und vom Zahnarzt unterschrieben werden. Die Gerichte messen einer derartigen Dokumentation oft größere Bedeutung zu, als einem Formular zur Einverständniserklärung, das nur die Unterschrift des Patienten trägt. Empfehlenswert wäre auch, das Gespräch außerhalb der normalen Sprechzeiten im Beisein einer Mitarbeiterin zu führen und sich hierfür etwa 20 Minuten Zeit zu nehmen. Der BDIZ empfiehlt, folgende **Themen** bei diesem Gespräch zu behandeln:
- Was ist ein Implantat? Material, Methoden, eigene Erfahrung, Anästhesie.
- Prothetische Möglichkeiten mit Implantat – alternativ ohne Implantat.
- Indikation/Kontraindikation: siehe Auswertung des Anamnesebogens.
- Erfolg – Mißerfolg – Risiko: Keine Garantie geben. Parese – Gefühlsbeeinträchtigung.
- Mundhygiene: Conditio sine qua non. Motivation. Recall. Kontrolle.
- Liquidation: Die Implantation ist keine Kassenleistung.

Das Aufklärungsgespräch sollte aber nicht zu einseitig sein, d.h. nicht nur der Zahnarzt, auch der Patient sollte ausreichend zu Wort kommen und seine Wünsche und Vorstellungen ausführlich und deutlich beschreiben können. Gegebenenfalls sollte er ausdrücklich danach gefragt werden. Auf diese Weise können viele Mißverständnisse vermieden werden.

Der Zahnarzt muß alle Fragen des Patienten wahrheitsgemäß beantworten.

Ein gutes Aufklärungsgespräch schafft Vertrauen!

Die endgültigen Termine für die Implantation sollten nicht unmittelbar nach dem Aufklärungsgespräch festgelegt werden. Vielmehr sollte man dem Patienten Zeit lassen, von sich aus um einen genauen Heil- und Kostenplan und entsprechende Termine zu bitten.

> Auf keinen Fall darf das Aufklärungsgespräch unmittelbar vor der Implantation oder gar zwischen dem Einspritzen des Lokalanästhetikums und der Operation stattfinden. Dies wäre fahrlässig. Die Aufklärung muß rechtzeitig erfolgen. Der Patient muß Gelegenheit haben, seine Einwilligung zu widerrufen. Zweifler und emotional instabile Patienten sollten nicht gedrängt oder überredet werden.

Formularvorschläge wurden vom Bundesverband der niedergelassenen implantologisch tätigen Zahnärzte in Deutschland (BDIZ) und anderen Autoren gemacht. Es wäre gut, wenn man sich auf ein einheitliches Formular einigen könnte, das von Fall zu Fall in einigen Punkten ergänzt werden kann. Während TETSCH ein sehr allgemein gehaltenes Einwilligungsformular verwendet, das auch für jeden anderen chirurgischen Eingriff geeignet ist, ist der Formularvorschlag des Bundesverbands recht umfangreich und speziell abgefaßt. SPIEKERMANN empfiehlt eine Einverständniserklärung, die vom Umfang her überschaubar ist, ohne wesentliche Punkte außer acht zu lassen, und außerdem unter Vermeidung von Fachausdrücken eingängig und allgemein verständlich erscheint (Abb. 8-8).

8.1.8 Behandlungsplan, Heil- und Kostenplan

Das Entwerfen von Behandlungsplänen und das Erstellen von schriftlichen Heil- und Kostenplänen ist jedem praxiserfahrenen Zahnarzt geläufig. Hierbei können

Ich, Frau, Herr _____ geb. _____
erkläre mich mit der operativen Einpflanzung künstlicher Zahnwurzeln bei
mir/meinem Sohn/meiner Tochter _____

_____ geb._____ durch _____

einverstanden.

Ich wurde darüber aufgeklärt, daß es sich um ein Verfahren handelt, bei dem nicht
garantiert werden kann, daß die künstlichen Zahnwurzeln auf Dauer einwachsen.
Sie können in einem geringeren Prozentsatz nach unterschiedlichen Zeiträumen
verlorengehen.
Weiterhin wurde ich darüber informiert, welche anderen Behandlungsverfahren bei
mir möglich sind und welche Komplikationen mit der geplanten Behandlung verbunden sein können.
Mir wurde versichert, daß nur praxisreife Verfahren zur Anwendung kommen. Die
Entscheidung über die Wahl zwischen den mir erläuterten Systemen überlasse ich
dem Behandlungsteam.
Mir ist bekannt, daß sich unter Umständen erst während des Eingriffs eine Erweiterung oder Änderung der geplanten Maßnahmen herausstellen kann. Meine Fragen
wurden beantwortet. Eine Aufklärung über weitere Einzelheiten erfolgte, soweit ich
es wünschte. Mir ist bekannt, daß ich die Einwilligung widerrufen kann.
Ich erkläre mich mit der vorgesehenen Maßnahme und Methode sowie mit erforderlichen Erweiterungen und Änderungen einverstanden. Ich versichere, daß ich in
meiner Krankenvorgeschichte alle mir bekannten Leiden und Beschwerden genannt
habe.
Ich wurde darüber aufgeklärt, daß das Ergebnis der Behandlung wesentlich von der
Wahrnehmung regelmäßiger Nachuntersuchungen abhängig ist.

Ort: _____   Datum: _____

Unterschrift des Patienten   Unterschrift des aufklärenden Zahnarztes

Abbildung 8-8.   Einverständniserklärung.

Computerprogramme sehr hilfreich sein.
Die wesentlichen Implantatleistungen
werden mit speziellen *Bugo-Positionen,*
den sogenannten Neunhunderterpositio-
nen angegeben (s. Kap. 13). Die Implantate und Hilfsteile sowie bestimmte Ver-
brauchsgegenstände werden als Material-
kosten aufgeführt und machen einen
großen Teil der insgesamt beachtlichen
Kosten aus.
Bei der Veranschlagung der Kosten für
die implantatgetragene Suprastruktur ist
zu beachten, daß der Einsatz von Metallen oder Legierungen mit verminderter
Korrosionsresistenz, wie zum Beispiel
goldreduzierte Palladiumlegierungen,

äußerst riskant ist und daher abgelehnt werden sollte. Ruhigen Gewissens können nur hochgoldhaltige Edelmetallegierungen mit einem Goldanteil von über 75%, Titan oder Titanlegierungen sowie für Modellgußprothesen auch Kobalt-Basislegierungen verwendet werden.

Bei einem Heil- und Kostenplan für einen zahnlosen Patienten, der eine Unterkieferdeckprothese über einem von zwei enossalen Implantaten getragenen Steg erhalten soll, werden in der Regel folgende implantologische Leistungen standardmäßig veranschlagt und später auch erbracht werden müssen:

- 002: Heil- und Kostenplan,
- Ä 1b: eingehende Beratung,
- 001: eingehende Untersuchung,
- Ä 5000: Röntgendiagnostik bis zu zwei Aufnahmen (u.U. mehrfach),
- Ä 5006: Panoramaaufnahmen beider Kiefer (mindestens eine vor und eine nach Implantation),
- 006: Planungsmodelle (des Ober- und Unterkiefers im Okkludator),
- 900: implantatbezogene Analyse,
- Ä 1: (nochmalige) Beratung (u.U. mehrfach),
- 008: Oberflächenanästhesie (mehrfach),
- 009: Infiltrationsanästhesie (mehrfach),
- 010: Leitungsanästhesie (mehrfach),
- 901: Knochen-Präparation für Implantat (zweimal),
- 902: Einbringen eines enossalen Implantats (zweimal),
- Ä 2007: Nahtentfernung (u.U. mehrfach),
- 330: Nachbehandlung bzw. Kontrolle nach chirurgischem Eingriff (u.U. mehrfach).

Darüber hinaus können zahlreiche weitere Leistungen erforderlich und voranschlagt werden (s. a. Kap. 8.4.2 und Kap. 13). Außerdem muß ein Heil- und Kostenplan für die prothetischen Leistungen erstellt werden.

Der BDIZ empfiehlt, den Heil- und Kostenplänen einen **erläuternden Hin**weis anzufügen und vom Patienten unterschrieben zurückzuverlangen und ihn danach selbst zu unterschreiben. Durch die Unterschrift des Patienten und des Zahnarztes wird der Heil- und Kostenplan zum Behandlungsvertrag. Der vom BDIZ empfohlene Hinweis lautet – vom Verfasser geringfügig ergänzt bzw. geändert – folgendermaßen: „Mit diesem Heil- und Kostenplan, den ich nach Auswertung der diagnostischen Unterlagen erstellt habe, möchte ich Sie über die zu erwartenden Kosten der besprochenen Behandlung informieren. Es sind über den üblichen Umfang hinaus alle notwendig werdenden Leistungen aufgeführt, soweit dies vorhersehbar ist. Die Kosten für die Behandlung sind nach der geltenden Gebührenordnung für Zahnärzte (GOZ 88) oder Ärzte (GOÄ) innerhalb des dort vorgesehenen Rahmens vorausberechnet. Besondere Umstände bei der Behandlung wie z.B. die Anwendung aufwendiger Methoden und Materialien führen zu einer Erhöhung des Steigerungssatzes. Der Behandlungsverlauf kann daher den Multiplikator im Einzelfall nach oben oder unten verändern. Selbstverständlich werde ich – wie in §5/2 der Gebührenordnung vorgesehen – zu Leistungen, bei denen der 2,3fache Satz überschritten wird, in der Liquidation entsprechende Begründungen angeben. Die Laborkosten können nur grob geschätzt werden, wobei man von langjährigen Erfahrungswerten ausgeht. Erst nach Ausführung der Arbeit wird das Labor die Kosten spezifizieren. Bitte klären Sie Ihre Erstattungsansprüche ab und reichen Sie mir die beiliegende Vereinbarung unterschrieben zurück. Möglicherweise vertritt Ihre Versicherung eine andere Auslegung der gesetzlichen Gebührenordnungen für Ärzte und Zahnärzte. Falls Sie den Eindruck haben, daß Ihnen dadurch Nachteile entstehen, können Sie sich durch die Geschäftsstelle des BDIZ (Adresse s. Kap. 7.1) beraten lassen."

Man kann aber auch einen *schriftli-*

Vereinbarung zwischen Herrn/Frau _____
und der Praxis (Praxisstempel)
über die Vornahme einer medizinisch angezeigten zahnärztlichen Behandlung.

Nach der Erörterung aller möglichen anderen Therapien und deren Risiken haben
wir uns für die im beigefügten Heil- und Kostenplan beschriebene Behandlung entschieden.
Über die entstehenden Kosten besteht Einigkeit, insbesondere auch darüber, daß für
die nicht von Versicherungen oder Beihilfestellen zu erstattenden Kosten
Herr/Frau _____

selbst aufkommen muß.

Ort/Datum

Unterschrift des Patienten   Unterschrift des Zahnarztes

---

chen Behandlungsvertrag abschließen.
Dieser könnte etwa wie obiges Beispiel
aussehen.

Die Behandlung des Themenkreises
„Patientenaufklärung, Einwilligung, Heil-
und Kostenplan, Behandlungsvertrag"
erfolgte deshalb so ausführlich, weil bei
eventuellen Unstimmigkeiten zwischen
Patient und Zahnarzt neben der Dokumentation des Behandlungsablaufs immer wieder dieser Bereich von den Juristen durchleuchtet wird.

Die Sorgfalt des Zahnarztes in diesen
vertraglichen Vereinbarungen mit dem
Patienten sollte ein Beleg für die zu erwartende Sorgfalt bei der in Aussicht genommenen Behandlung sein. Beide können vor Gericht prozeßentscheidend
sein. Eine ohne Risikoaufklärung und
damit ohne wirksame Einwilligung vor-
genommene zahnärztliche Behandlung
ist als rechtswidrige Körperverletzung zu
betrachten und nach § 223 StGB strafbar.
Danach besteht für den Patienten in jedem Fall ein Schadensersatzanspruch,
auch dann wenn es durch die Behandlung zu keinem weiteren Gesundheits-
schaden gekommen ist. Der Zahnarzt hat
keinen Honoraranspruch.

8.1.9 Terminplanung, Praxis-vorbereitung auf die Implantation

Eine ordentliche Planung und die genaue
Einhaltung vereinbarter Termine gehören
zu den Merkmalen einer gutgeführten
Praxis. Ganz davon abgesehen, daß der
Patient seinen Terminplan hierauf verläß-
lich abstimmen kann, vermittelt dies dem
Patienten den Eindruck von Erfahrung
und perfekter Organisation und schafft
Vertrauen.

Auf Wünsche der Patienten, die für die
einzelnen Implantatsysteme empfohlenen Zeitvorgaben abzukürzen, sollte
man nicht eingehen, auch dann nicht,
wenn der Patient für das damit verbundene erhöhte Risiko die Verantwortung
übernehmen möchte. Ebenso sollte man
eine Implantation ablehnen, wenn der
Patient zu erkennnen gibt, daß er die geplante Nachsorge nicht in Anspruch nehmen kann, weil er sich für längere Zeit in
Ländern aufzuhalten gedenkt, in denen
eine entsprechende zahnärztliche Betreuung nicht ausreichend gewährleistet
ist.

Im Terminbuch eines noch nicht so
routinierten Zahnarztes sollten für jede

Implantation mindestens 90 Minuten eingeplant werden. Damit soll nicht gesagt werden, daß das Einbringen von zwei Implantaten drei Stunden dauern muß. Ist erst einmal alles vorbereitet und das Operationsgebiet gut anästhesiert, setzen geübte Implantologen auch schon einmal vier Implantate in 90 Minuten ein, wenn nicht kalkulierbare Schwierigkeiten ausbleiben.

Von allem, was zu einer Implantation benötigt wird, sollte nach Möglichkeit *jedes Teil doppelt* und *steril vorrätig* gehalten werden. Die Instrumente sollten vor jeder Operation auf ihre Vollständigkeit und Qualität (Schärfe der Fräser, Bohrer und Gewindeschneider) überprüft werden (s. a. Kap. 8.2.1, Kap. 8.3.1 und Kap. 8.4.1).

> Versäumnisse in der Vorbereitung sind während des Implantierens nur schwer auszugleichen.

8.1.10 Patientenvorbereitung auf die Implantation

Die Vorbereitung des Patienten auf die Implantation unterscheidet sich nicht von derjenigen auf jede andere Operation in unserem Fachgebiet. Auch Implantationen können prinzipiell sowohl in Lokalanästhesie als auch in Narkose durchgeführt werden. Auf alle Probleme, die sich bei einer Allgemeinanästhesie am ambulanten Patienten ergeben, kann hier nicht eingegangen werden. Der Anästhesist trägt die Verantwortung, und die neuerdings überall gegründeten ambulanten Operationszentren machen dies möglich.

Dennoch ist für den Zahnarzt ein *Außer-Haus-Operieren* problematisch, weil beispielsweise in einem ambulanten Operationszentrum nicht all die vielen Instrumente und Geräte zur Verfügung stehen können, die in einer gut eingerichteten Zahnarztpraxis normalerweise vorhanden sind. Auch wenn noch soviel mitgebracht worden ist, wird erfahrungsgemäß häufig intra operationem festgestellt, daß irgend etwas fehlt, das dann nur unter großen Umständen aus der Praxis des Implantologen herbeigeschafft werden kann.

Wenn ängstliche oder labile Patienten darauf drängen, auch ja nichts von der Operation merken zu wollen, ist es klüger, den Anästhesisten in die zahnärztliche oder kieferchirurgische Praxis kommen zu lassen. Der Narkosefacharzt bringt dann seinerseits alles mit, was er braucht. Die Frage ist nur, ob in der Praxis genügend Platz für seine Narkose- und Patientenüberwachungsgeräte und zwei Personen mehr als sonst vorhanden ist.

Der Patient muß nicht unbedingt intubiert und in Vollnarkose versetzt werden, meist genügt schon eine sogenannte Analgosedierung, um dem Patienten Angst und Schmerzen und unter Umständen auch noch die Erinnerung an das zu nehmen, was anläßlich der Implantation in Lokalanästhesie mit ihm geschehen ist. Welche Benzodiazepine und systemisch angreifenden Analgetika, wie z.B. Opioide, intravenös verabreicht werden, entscheidet der Anästhesist, der auch diese Art der Narkose durchführt.

Oft gelingt auch ohne das Hinzuziehen eines Narkosefacharztes eine ausreichende **Anxiolyse** (Angstauflösung), Schmerzausschaltung und Sedierung mittels Prämedikation des Patienten durch den Zahnarzt, der dann mit einer guten Lokalanästhesie ungestört implantieren kann. Dafür eignen sich eine halbe Stunde vor dem Eingriff verabreichte einfache Analgetika, wie z.B. 1 g Paracetamol per os oder rektal und/oder 5–10 mg Diazepam (Valium®) per os. Voraussetzung ist eine Begleitperson für den Patienten, der selbstverständlich nach der Behandlung kein Kraftfahrzeug selbst steuern darf.

Gegenanzeigen für beide Medikamente sind gegeben bei schwangeren und stillenden Frauen sowie bei Leberfunktionsstörungen, beispielsweise durch chronischen Alkoholmißbrauch, oder Hepatitiden, für Diazepam außerdem bei Glaukom, Myasthenia gravis und Drogenabhängigkeit.

Nebenwirkungen können beim Diazepam auftreten in Form einer sogenannten paradoxen Reaktion mit Singultus, Unruhe, Desorientiertheit und Aggressivität bei älteren Patienten, Alkoholikern und Drogenabhängigen. Im allgemeinen sind diese bewährten Medikamente jedoch sehr gut verträglich.

8.2 Implantation bei Einzelzahnverlust oder Nichtanlage eines Zahns

8.2.1 Spezielle Indikation

Die Indikation zur Implantation bei Einzelzahnlücken war von Beginn an wenig umstritten, weil eine endgültige Versorgung mit herausnehmbaren Prothesen indiskutabel ist, ein festsitzender Zahnersatz das Beschleifen von unter Umständen noch gesunden Nachbarzähnen erfordert (s. a. Kap. 2.1) und Klebebrücken bezüglich ihrer Langzeiterfolge bislang nicht überzeugen konnten. Immerhin betrug deren Mißerfolgsrate nach fünf Jahren ein Drittel (HAASTERT, 1993).

Bei jugendlichen Patienten muß jedoch zusammen mit einem Kieferorthopäden abgewogen werden, ob ein Lückenschluß mit orthodontischen Mitteln aussichtsreich ist. Es ist auch interdisziplinär eine kombinierte orthodontisch-implantologische Therapie möglich.

Ansonsten ist eine Indikation zum Einzelzahnimplantat vor allem dann gegeben, wenn keine Kontraindikationen erkennbar, die Nachbarzähne frei von Karies und Parodontose sind, und genügend Knochen vorhanden ist (Tab. 8-1). Durch die Möglichkeiten der Augmentation und gesteuerten Knochenregeneration wird die letztgenannte Indikationsgrenze ständig weiter gefaßt.

Das Konsensuspapier der implantologischen Gesellschaften vom Januar 1994 besagt: „Die Einzelzahnlücke stellt bei sonst klinisch intaktem Gebiß eine anerkannte Indikation dar". Heute geht man schon wieder einen Schritt weiter: Die Indikation ist heute auch gegeben bei Lücken, die durch das Fehlen von zwei Zähnen entstanden sind.

8.2.2 Planung

Wenn die Gesamtsituation eine Implantation angezeigt erscheinen läßt, geht es wieder um die Beantwortung der im Kapitel 8.1.2 formulierten speziellen Fragen:
- Ist genügend Knochen vorhanden?
- Sind augmentative Maßnahmen erforderlich?
- Welche Länge und welchen Durchmesser sollte das Implantat haben?
- Welche axiale Einschubrichtung ist anzustreben?

Beim Einzelzahnimplantat ist die *Festlegung der axialen Einschubrichtung* und der erforderlichen *Pfostenneigung* von großer Bedeutung, da die endgültige Krone in den vorhandenen Zahnbogen ein-

Tabelle 8-1. Einzelzahnimplantat.

Indikation	Alternativen
keine allg. Kontraindikationen	temporärer herausnehmbarer ZE
ausreichendes Knochenangebot	orthodontischer Lückenschluß
Nachbarzähne ohne Karies, Füllungen oder Parodontopathien	Klebebrücke oder zementierte konventionelle Brücke

gepaßt werden muß. Außerdem ist von Interesse, ob der beim Zubeißen von der Gegenbezahnung freigelassene Platz für den Implantatpfosten und die zugehörige Krone ausreicht.

Zur Beantwortung dieser Fragen sind die Modelle des Ober- und Unterkiefers verwendbar, die bereits für die Erörterung einer eventuell in Frage kommenden orthodontischen Behandlung hergestellt sein sollten. Anhand von Sägeschnitten des Implantationsbereichs kann die sagittale Dimension vermessen werden. Mit Hilfe von millimeterrasterbestückten Röntgenzahnfilmen (s. Abb. 8-2) kann die Höhe und Breite des vorhandenen Knochens beurteilt werden. Zwischen den Wurzeln der natürlichen Nachbarzähne muß mindestens 8 mm Knochenraum vorhanden sein. Der Kieferkamm sollte in der Sagittalen für ein zylindrisches Implantat mindestens 5–6 mm stark sein. Auch bei günstig erscheinenden Fällen ist es ratsam, das Instrumentarium für eine Knochenspreizung, eine Augmentation oder gesteuerte Knochenregeneration einsatzbereit zu halten (s. a. Kap. 9.1, 9.2 und Kap. 9.4).

Bei der *Auswahl des Implantats* sollte die Implantatoberfläche möglichst größer sein als die Wurzeloberfläche des verlorenen Zahns. Das kann meist nur dadurch erreicht werden, daß der zur Verfügung stehende Knochen optimal genutzt wird, das bedeutet, den Implantattyp mit dem größtmöglichen Durchmesser und der größtmöglichen Implantatlänge zu wählen.

Bei Implantationen im hinteren Seitenzahnbereich sollte man sich auch davon überzeugen, daß der Patient den Mund weit genug öffnen kann, damit man dort ungehindert arbeiten kann.

Zur Planung gehört ein Heil- und Kostenplan. Als Beispiel wird in Tabelle 8-2 eine Leistungsbeschreibung für einen, mit Ausnahme von Zahn 14, vollbezahnten Patienten modifiziert wiedergegeben, wie sie von HARTMANN vorgeschlagen wird. Geplant ist ein Einzelzahnimplantat in Position 14, das eine Verblendkrone tragen soll (Abb. 8-9).

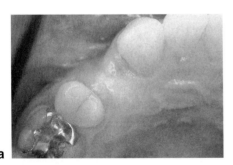

a

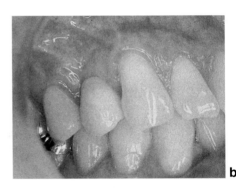

b

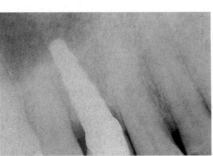

c

Abbildung 8-9.
a) Mit Ausnahme von 14 vollbezahnter Oberkiefer (Fallsammlung HARTMANN).
b) Implantatgetragene Verblendkrone = Einzelzahnersatz bei 14 mit Frialit-2-Implantat (Fallsammlung HARTMANN).
c) Röntgenzahnfilm zu Abb. 8-9b (Fallsammlung HARTMANN).

Tabelle 8-2. Leistungsbeschreibung für Implantation eines Einzelzahnimplantats in Position 14.

Gebühren-Nr.	Anzahl	Leistungsbeschreibung	obligat.	fakultativ
		A Planung und Implantation		
002	1	Heil- und Kostenplan auf Anforderung	•	
Ä 1	1	Beratung	•	
Ä 1b	1	eingehende Beratung	•	
001	1	eingehende Untersuchung	•	
Ä 14	1	kurze Bescheinigung	•	
Ä 15	1	Befundbericht/Arztbrief	•	
Ä 267	1	med. Infiltrationsanästhesie/ Heilanästhesie		•
Analog Ä 530	1	Anlegen von Kühlbeuteln		•
Ä 548	2	Kurzwellenbehandlung		•
Ä 5000	2	Röntgendiagnostik bis zwei Aufnahmen	•	
Ä 5006	2	Panoramaröntgenaufnahmen beider Kiefer	•	
005	1	Planungsmodell	•	
006	1	Planungsmodell	•	
007	1	Vitalitätsprüfung	•	
100	1	Hygienestatus		•
619	2	Beratungsgespräch	•	
Analog 600	4	Foto		•
Analog 601	1	Modellanalyse		•
402	2	Lokalbehandlung v. Mundschleimhauterkrankungen		•
900	1	implantatbezogene Analyse	•	
008	2	Oberflächenanästhesie	•	
009	x	Infiltrationsanästhesie	•	
010	x	Leitungsanästhesie		•
901	1	Präparieren für ein Implantat	•	
902	x	Überprüfung der Knochenkavität	•	

Tabelle 8-2. Fortsetzung.

A Planung und Implantation				
Gebühren-Nr.	**Anzahl**	**Leistungsbeschreibung**	**obligat.**	**fakultativ**
903	1	Einbringen eines enossalen Implantats	•	
Ä 2007	x	Entfernen von Fäden und Klammern	•	
330	x	Nachbehandlung	•	
329	x	Kontrolle nach chirurgischem Eingriff	•	
Ä 2670		operative Entfernung eines Schlotterkamms		•
Ä 2677		submuköse Vestibulumplastik/ Periostschlitzung		•
Ä 2730		operative Maßnahmen/ Lagerbildung/Alveolarfortsatz		•
Ä 2442		Implantation alloplast. Materials/ Weichteilstützung		•
Ä 2254		Implantation von Knochen		•
Analog 413 §6/2		Einbringen einer Membran		•
Ä2010		Entfernen einer Membran		•
801		Registrieren der Zentrallage des UK		•
802		Modellmontage, arbiträre Achsenbestimmung		•
804		Montage des Gegenkiefermodells		•
805		Registrieren, halbindividueller Artikulator		•
806		Aufbau einer Frontzahnführung		•
808		Diagnose am Modell		•
810		subtraktive Maßnahmen		•
		weitere chirurgische Maßnahmen		•
		Nachkontrollen		•
		Recall		•

Anmerkung: x = Anzahl nach Bedarf

Tabelle 8-2. Fortsetzung.

Zähne	Gebühren-Nr.	Anzahl	Leistungsbeschreibung/ Kurztexte	obligat.	fakultativ
			B Prothetische Planung und Versorgung		
	003	1	Heil- und Kostenplan für ZE	•	
	700	1	Miniplastschiene	•	
	401	1	Periotest	•	
14	220	1	Implantatkrone	•	
14	508	1	Verschraubung	•	
	517	1	Abformung mit individuellem Löffel	•	
	904	1	Freilegen eines Implantats	•	
	905	x	Auswechseln eines Sekundärteils	•	
	801		Registr. d. Zentrallage des UK, Reokkludieren		•
	804		Montage des Gegenkiefermodells		•
	810		subtraktive Maßnahmen		•
			Nachkontrollen		•
			Recall-Sitzungen		•

Anmerkung: x = Anzahl nach Bedarf

8.2.3 Implantation

Einzelzahnimplantationen stellen in operativer und prothetischer Hinsicht höchste Ansprüche an den Implantologen, insbesondere, wenn es sich um den teilbezahnten Oberkiefer handelt (s. Abb. 8-9).

Ein Einzelzahnimplantat kann sowohl in allgemeiner Anästhesie als auch unter Lokalanästhesie eingebracht werden. Die Probleme, die sich bei einer Allgemeinanästhesie ergeben, wurden in Kapitel 8.1.10 behandelt.

Beim Operieren am sedierten Patienten (Analgosedierung, intravenöse Basis-sedierung o.ä.) in Lokalanästhesie sollte der Zahnarzt sich immer der Mitarbeit eines ärztlichen Kollegen, möglichst eines Facharztes für Anästhesie, versichern. Bei länger dauernden Eingriffen, die außer bei Implantationen vielleicht sonst in der Praxis kaum vorkommen, muß auch an die Maximaldosis der Lokalanästhetika und ihrer Zusätze gedacht werden. Im allgemeinen sollte man mit 4 ml Anästhetikum und einer Adrenalin-Konzentration von 1:100 000 auskommen, was auch weniger kreislaufstabilen Patienten zugemutet werden kann. Interessanterweise liest man auch in der neueren Literatur immer wieder die Empfehlung, im Unterkiefer nur eine terminale Infiltrationsanästhesie von oral und vestibulär vorzunehmen.

Die **Schnittführung** wird bei gedeckt einheilenden Implantaten gern *parakrestal* (in der Oberkieferfront palatinal von der Kieferkammitte) vorgenommen. Im Seitenzahnbereich wird der Schnitt unter Umständen in die *Umschlagfalte des Vestibulums* gelegt, so daß ein sogenannter Poncholappen entsteht. Die Lappenmobilisierung sollte nur so weit wie unbedingt nötig erfolgen, um die Versorgung des Lappens und des Kieferknochens durch Blutgefäße weitgehend zu erhalten. Hierbei konkurriert das Bestreben, den Kieferknochen übersichtlich darzustellen, mit der nicht unberechtigten Sorge um eine ausreichende Durchblutung des Wundgebiets nach der Implantation. Aus ähnlichen Gründen gerät das Einsetzen von großen oder scharfen Wundhaken mehr und mehr in Mißkredit. Um spätere trophische Störungen zu vermeiden, wird stattdessen empfohlen, die Wundlefzen über Haltefäden zu sichern.

Um das Operationstrauma noch geringer zu halten, werden bei günstiger Alveolarkammbreite auch sogenannte *transgingivale Implantationen* vorgenommen (bei dem Kompressions-Schraubimplantat nach BAUER sogar in circa 80% der Fälle). Hierbei wird mit einer kleinen Rundstanze ein kreisförmiger Gingivaanteil in, dem Implantat entsprechenden Durchmesser entfernt. Durch dieses Schleimhautloch wird das Implantatbett mit den entsprechenden Bohrern und Fräsern ohne Knochensicht präpariert, und das Implantat eingebracht. Eine Nahtlegung entfällt. Von der Mehrzahl der Implantologen wird ein solches Vorgehen nicht empfohlen, weil die anatomischen Verhältnisse in der Regel nur dann eine erfolgversprechende Implantation zulassen, wenn die Einschubrichtung der Fräser unter Knochensicht optimal gewählt werden kann.

Bei der Implantatbettpräparation in der *Oberkieferfront* wird aus chirurgischer Sicht meist eine Parallelität zur pa-

latinalen Knochenlamelle angestrebt (s. Abb. 2-10b). Dies kann aus prothetischer Sicht eine ungünstige Implantatachsenrichtung ergeben. Um ganz sicher zu gehen, kann man vor der Implantation anhand des Kiefermodells einen Richtungsweiser (s. a. Kap. 8.1.5) für die Implantateinschubrichtung herstellen und sich intra operationem daran orientieren

Läuft der Kieferkamm zu spitz zu, kann er mit Fräsern, besser noch ohne Überhitzungsgefahr mit Knochenzangen abgeflacht werden. Eine solche Maßnahme hat nach Meinung einiger Implantologen durch den damit verbundenen Kortikalisverlust und eine dadurch induzierte Spongiosaresorption möglicherweise nachteilige Folgen, vor allem dann, wenn sofort anschließend implantiert wird. Sie empfehlen statt dessen die Verbreiterung eines zu schmalen Kieferkamms durch Bonesplitting oder Bonespreading (s. a. Kap. 9.1) oder eine gesteuerte Knochenregeneration (s. a. Kap. 9.4).

Das weitere Vorgehen mit den entsprechenden Bohrern, Fräsern, Meßsonden, Gewindeschneidern, Einbringhilfen und ähnlichem sollte stets behutsam und systemkonform erfolgen. Das bedeutet unter anderem, daß das knöcherne Implantatbett mit den für diesen Implantattyp eigens gefertigten, normierten, scharfen Bohrern bei geringer Tourenzahl unter ständiger Kühlung gefräst wird. Übersteigt die beim Fräsvorgang am Bohrer erzeugte Temperatur den kritischen Wert von 47 °C, kommt es je nach zeitlicher Dauer der Überhitzung zu Gewebenekrosen. Diese erhöhen das Infektionsrisiko, verzögern die Wundheilung und den regenerativen Knochenanbau und verhindern unter Umständen die knöcherne Einheilung des Implantats.

> Nur eine schonende Behandlung des Knochens erhält dessen dringend benötigte Regenerationsfähigkeit.

Beim Wundverschluß muß das Zusammenfügen der Wundränder spannungsfrei erfolgen. In diesem Falle genügen einfache Knopfnähte. Wenn die gesetzten Implantate offen einheilen sollen, muß im Bereich der Durchtrittsstelle des Implantats eine kleine halbkreisförmige Exzision am Wundrand erfolgen. Dies gewährleistet eine gute Schleimhautadaptation am Implantat und verhindert dort ein Einrollen der Gingiva.

Laut Gerichtsurteil eines Oberlandesgerichts ist der ordnungsgemäße Sitz eines gerade eben eingesetzten Implantats in bezug auf die Achsenneigung und die genügende Versenktiefe röntgenologisch zu kontrollieren. Der Befund ist zu dokumentieren.

8.2.4 Provisorische prothetische Versorgung

Im **Seitenzahnbereich** kann in der Regel auf eine provisorische prothetische Versorgung der eben eingesetzten Implantate verzichtet werden.

Im **Frontzahnbereich** wird gern auf den vor der Implantation getragenen herausnehmbaren Zahnersatz zurückgegriffen. Dieser wird über dem Implantat etwas ausgeschliffen und kann während der Einheilungszeit weitergetragen werden, wenn die Prothese am Restgebiß ausreichend abgestützt ist. Bei sofort belastbaren Implantaten (z.B. Bicortical-Schrau-

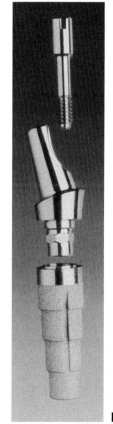

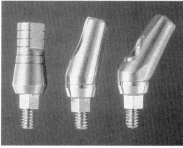

Abbildung 8-10.
a) Ein gerader und zwei abgewinkelte Pfosten für Corevent-Implantate.
b) Abgewinkelter Aufbau für Frialit-2-Implantat.

a

b

ben) kann eine außer Okklusion und Artikulation gestellte temporäre Krone eingegliedert werden und nach der Gingivaabheilung schon der Abdruck für eine endgültige Krone genommen werden.

8.2.5 Definitive prothetische Versorgung

Bei **gedeckt einheilenden Impantaten** muß das Implantat nach drei bis sechs Monaten freigelegt werden und zehn bis 14 Tage lang einen Gingivaformer (s. Abb. 6-17) tragen, ehe der Pfosten aufgesetzt werden kann. Nötigenfalls muß dieser individuell gekürzt werden (s. Abb. 8-12).

Bei **mehrteiligen Implantaten** ist es wichtig, daß der Pfostenaufbau rotationsstabil und spaltfrei mit dem Implantat verbunden wird. Je nach Schleimhautdicke werden *Distanzhülsen* zwischengeschaltet. Viele Systeme bieten neben geraden Pfosten speziell für die Oberkieferfront um 15–30° *abgewinkelte Pfostenaufbauten* (Abb. 8-10, s. S. 91) sowie *Übertragungselemente* für die Abdrucknahme und das Technikmodell (Abb. 8-11) an. Durch die Abdrucknahme und die Modellherstellung muß eine exakte Wiedergabe der Mundverhältnisse und der Implantatposition auf dem Arbeitsmodell gelingen. Auch abgewinkelte Pfosten müssen oft noch individuell zugeschliffen werden, damit die Kronen in den Zahnbogen eingepaßt werden können (Abb. 8-12). Die darauf modellierten Rohkronen werden vor der Verblendung einprobiert. Die endgültige Fixierung erfolgt durch Verschrauben oder Zementieren.

Die angemessene *Adjustierung der Suprastruktur* ist für den Erfolg von Einzelzahnimplantaten besonders wichtig. Ein

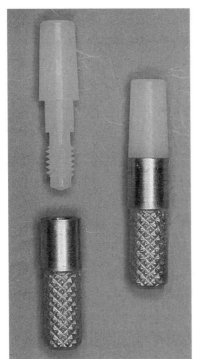
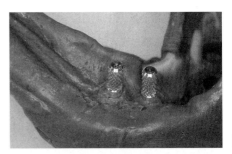

b

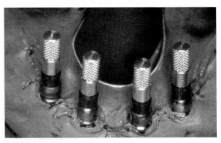

c

Abbildung 8-11.
a) Übertragungselemente aus Kunststoff und Technikimplantatkörper.
b) Technikimplantatkörper im Abdruck.
c) Vier Technikimplantate mit Abdruckpfosten verbunden im Abdruck.

a

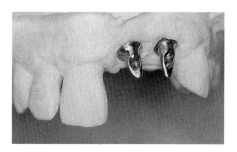

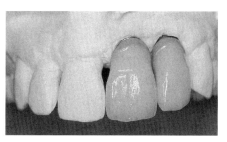

Abbildung 8-12.
a) Vom Techniker beschliffene verschraubbare Pfostenaufbauten.
b) In den Zahnbogen eingepaßte Kronen.

ankylotisch eingeheiltes Implantat kann dem Kaudruck nicht in demselben Maß ausweichen wie ein wurzelhautaufgehängter Zahn. Einzelzahnimplantatgetragene Kronen müssen daher so weit außer Kontakt stehen, wie ein natürlicher Zahn intrudierbar ist. Diese Differenz entspricht in etwa der Stärke einer Shimstock- oder Hanelokklusionsfolie. Diese Folien sollten sich bei zwangloser Interkuspidation zwischen der implantatgetragenen Krone und deren Antagonisten gerade eben durchziehen lassen, bei Kraftschluß aber festgehalten werden. Einzelzahnimplantatgetragene Kronen sollten keine Führungsfunktion bei Artikulationsbewegungen übernehmen, wie sie üblicherweise von Front- und Eckzähnen wahrgenommen werden.

Die Kunst, eine ästhetisch optimale implantatgetragene Krone zu schaffen, besteht größtenteils darin, den *Kronenrand subgingival zu plazieren* und dort Verhältnisse zu schaffen und zu erhalten, die

auch in den Folgejahren nicht zu einer Gingivaretraktion führen (s. Abb. 1-5).

8.3 Implantationen im teilbezahnten Kiefer

8.3.1 Spezielle Indikation

Der Wunsch vieler Patienten mit großen Schaltlücken (s. Abb. 11-1 und Abb. 11-2) oder verkürzter Zahnreihe nach einem festsitzenden Zahnersatz sowie die unbefriedigenden Alternativen für diese Situationen in Form von herausnehmbaren Prothesen geben immer öfter Anlaß zu Überlegungen, hier Implantate einzusetzen. Dies gilt besonders für die *einseitig verkürzte Zahnreihe,* bei der eine Versorgung mit herausnehmbarem Zahnersatz konstruktiv aufwendiger und hygienisch ungünstiger ausfallen dürfte. Bei großen Schaltlücken über bogenförmigen zahnlosen Kieferabschnitten können durch Implantate an „strategisch" wichtigen Standorten (z.B. Eckzahnregion) *Pfeiler* geschaffen werden, ohne die eine festsitzende Restauration nicht möglich wäre.

Unter Berücksichtigung der allgemeinen und lokalen Kontraindikationen, die im Kapitel 8 ausführlich behandelt werden, ergeben sich bei verkürzter Zahnreihe oder großen Schaltlücken mit, aus prothetischer Sicht, ungünstiger Restbezahnung, Indikationen für Implantationen im teilbezahnten Kiefer bei:
- Protheseintoleranz,
- krankhaftem Würgereiz,
- Epileptikern,
- Allergien auf Prothesenwerkstoffe,
- Tumorpatienten,
- Jugendlichen,
- bestimmten Berufsgruppen.

Mehr und mehr wird auch eine Implantat-Indikation bei kleinen Schaltlücken gesehen, wenn die randständigen Zähne noch kariesfrei und parodontal gesund sind. Hier sind mehrere Einzelzahnimplantate besonders vorteilhaft.

Nach dem Konsensuspapier der implantologischen Gesellschaften vom Januar 1994 gehört die einseitig oder beidseitig verkürzte Zahnreihe im Ober- und Unterkiefer (gegebenenfalls unter Zuhilfenahme augmentativer Verfahren) und die Pfeilervermehrung bei großen Schaltlücken im Ober- und Unterkiefer (um einen festsitzenden Zahnersatz zu ermöglichen) zu den anerkannten Indikationen.

Als **Alternativlösungen** kämen eine Extensionsbrücke auf natürlichen Zähnen, eine orthodontische Distalisation eines Prämolaren oder eine mit Teleskopkronen am Restgebiß verankerte Teilprothese in Betracht.

8.3.2 Planung

Eine *Wax-up-Simulation* auf einartikulierten Modellen ist für die Planung und Festlegung der Implantatstandorte und die Anfertigung einer chirurgischen Führungsschablone sehr empfehlenswert.

Bei der Anzahl und Auswahl der zu planenden Implantate sollte die Oberfläche der einzusetzenden Implantate der Zahnwurzeloberfläche der Antagonisten, also der Gegenkieferbezahnung in etwa entsprechen. Für rein implantatgetragene Oberkieferbrücken wird ein Implantat pro Zahneinheit gefordert.

Die Implantate dürfen allerdings nicht zu dicht nebeneinander eingebracht werden. Der Abstand zum nächsten Implantat oder natürlichen Zahn sollte aus vielerlei Gründen mindestens 3 mm betragen.

Ob der Ersatz rein implantatgetragen oder mit Kronen auf randständigen natürlichen Zähnen verbunden (s. Abb. 8-16) werden sollte, hängt von vielen Faktoren ab, und muß individuell entschieden werden. Für eine rein implantatgetragene Brücke (Abb. 8-13) spricht ein ausreichendes Knochenangebot, eine unkomplizierte okklusale Situa-

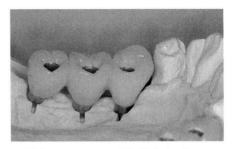

Abbildung 8-13. Ausschließlich implantatgetragene, verschraubte Brücke.

tion und ein gesunder, kariesfreier endständiger Zahn. Wenn nur ein Implantat im zahnlosen Kieferabschnitt eingebracht werden kann, gibt es nur die Verbundbrücke als Lösung.

Zur Planung gehört auch ein Heil- und Kostenplan. In der folgenden Tabelle 8-3 wird eine Leistungsbeschreibung für eine Unterkiefer-Seitenzahnbrücke von 33 nach 35/36 modifiziert wiedergegeben, wie sie von HARTMANN vorgeschlagen wird. Geplant wird eine Verbundbrücke vom natürlichen Zahn 33 zu zwei Implantaten in Position 35 und 36 bei einer linksseitig verkürzten Zahnreihe. Die Zähne 34, 35, 36, 37 und 38 fehlen.

8.3.3 Implantation

Bei einseitig oder beidseitig verkürzter Zahnreihe wurden bis vor wenigen Jahren fast ausschließlich Extensionsimplantate, insbesondere Blattimplantate nach LINKOW und keramische Ankerimplantate eingesetzt. Erst in den letzten Jahren wurden zylindrische, meist schraubbare Implantate für diesen Indikationsbereich entwickelt. Nicht selten müssen hier implantatlagerverbessernde Maßnahmen (s. a. Kap. 9) vorangehen, damit zylindrische Implantate erfolgversprechend eingesetzt werden können.

Grundsätzliche Empfehlungen, wie sie im Kapitel 8.2.3 beschrieben werden, haben im teilbezahnten Kiefer ebenso Gültigkeit.

Tabelle 8-3. Leistungsbeschreibung für eine Unterkiefer-Seitenzahnbrücke von 33 nach 35/36.

Zähne	Gebühren-Nr.	Anzahl	Leistungsbeschreibung/ Kurztexte	obligat.	fakultativ
			A Planung und Implantation		
	002	1	Heil- und Kostenplan auf Anforderung	•	
	Ä 1	1	Beratung	•	
	Ä 1b	1	eingehende Beratung	•	
	001	1	eingehende Untersuchung	•	
	Ä 14	1	kurze Bescheinigung	•	
	Ä 15	1	Befundbericht/Arztbrief	•	
	Ä 267	1	med. Infiltrationsanästhesie/ Heilanästhesie		•
	Analog Ä 530	1	Anlegen von Kühlbeuteln		•
	Ä 548	2	Kurzwellentherapie		•
	Ä 5000	2	Röntgendiagnostik bis zwei Aufnahmen	•	
	Ä 5006	2	Panoramaröntgenaufnahmen beider Kiefer	•	
	005	1	Planungsmodell	•	
	006	1	Planungsmodell	•	
	100	1	Hygienestatus		•
	619	2	Beratungsgespräch	•	
	Analog 600	4	Foto		•
	Analog 601	1	Modellanalyse		•
	402	2	Lokalbehandlung von Mundschleimhauterkrankungen		•
	405	1	Entfernen harter u. weicher Zahnbeläge		•
	407	1	subgingivale Konkrementenfernung	•	
	408	1	Gingivektomie/Gingivoplastik		•
	900	1	implantatbezogene Analyse	•	
	008	2	Oberflächenanästhesie	•	
	009	x	Infiltrationsanästhesie	•	
	010	x	Leitungsanästhesie	•	

Tabelle 8-3. Fortsetzung.

			A Planung und Implantation		
Zähne	Gebühren-Nr.	Anzahl	Leistungsbeschreibung/ Kurztexte	obligat.	fakultativ
	901	2	Präparieren für ein Implantat	•	
	902	x	Überprüfung der Knochenkavität	•	
	903	2	Einbringen eines enossalen Implantats	•	
	Ä 2007	x	Entfernen von Fäden und Klammern	•	
	330	x	Nachbehandlung	•	
	329	x	Kontrolle nach chirurgischem Eingriff	•	
	Ä 2670		operative Entfernung eines Schlotterkamms		•
	Ä 2677		submuköse Vestibulumplastik/ Periostschlitzung		•
	Ä 2730		operative Maßnahmen/ Lagerbildung/Alveolarfortsatz		•
	Ä 2442		Implantation alloplastischen Materials/Weichteilstützung		•
	Ä 2254		Implantation von Knochen		•
	Analog 413 §6/2		Einbringen einer Membran		•
	Ä 2010		Entfernen einer Membran		•
	801		Registrieren der Zentrallage des UK		•
	802		Modellmontage, arbiträre Achsenbestimmung		•
	804		Montage des Gegenkiefermodells		•
	805		Registrieren/halbindiv. Artikulator		•
	807		Aufbau einer Frontzahnführung		•
	808		Diagnose am Modell		•
	810		subtraktive Maßnahmen		•
			weitere chirurgische Maßnahmen		•
			Nachkontrollen		•
			Recall		•

Anmerkung: x = Anzahl nach Bedarf

Tabelle 8-3. Fortsetzung.

B Prothetische Planung und Versorgung
33: Metallkeramikkrone, 34: keramisch verblendetes Brückenglied mit
individuellem Geschiebe nach distal zu 35, 36:
Metallkeramikkronen auf Implantaten.

Zähne	Gebühren-Nr.	Anzahl	Leistungsbeschreibung	obligat.	fakultativ
	003	1	Heil- und Kostenplan für ZE	•	
	Ä 2700	1	Verbandplatte		•
33	227	1	provisorische Krone	•	
	401	1	Periotest	•	
36	220	1	Implantatkrone	•	
35	500	1	Implantatkrone	•	
35, 36	508	2	Verschraubungen	•	
33	501	1	Ankerkrone	•	
34/35	508	1	individuelles Geschiebe	•	
	517	1	Abformung mit individuellem Löffel	•	
	904	1	Freilegen eines Implantats	•	
	905	x	Auswechseln eines Sekundärteils	•	
	801		Registrierung der Zentrallage des UK/Reokkludieren		•
	804		Montage des Gegenkiefer-modells		•
	810		subtraktive Maßnahmen		•
			Nachkontrollen		•
			Recall-Sitzungen		•

Anmerkung: x = Anzahl nach Bedarf

Auch das operative Vorgehen entspricht im wesentlichen dem bei der Einzelzahnimplantation geübten Verfahren. Wenn die implantatgetragenen Kronen untereinander oder mit Kronen auf Nachbarzähnen verbunden werden sollen, ist eine *Parallelität* der Implantatpfosten zueinander und zu den beschliffenen Nachbarzähnen anzustreben. Die Parallelausrichtung ist um so schwieriger zu erreichen, je mehr Implantate gesetzt werden und je größer die Abstände zwischen den Implantatachsen werden (Abb. 8-14a). Beim Ausrichten der Im-

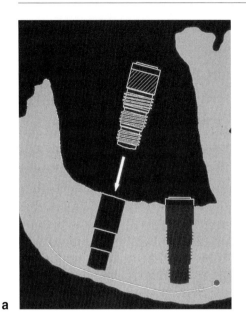

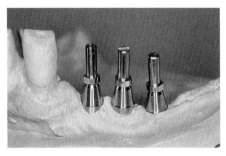

Abbildung 8-14.
a) Schwieriges Herstellen einer Parallelität zwischen Unterkiefer-Seitenzahnimplantaten. b) Pfostenaufbauten auf Technikimplantaten bei annähernd parallel eingebrachten Implantaten.

a

plantatachsen nach Augenmaß ergeben sich leicht Abweichungen. Die Verwendung von Standort- und Führungsschablonen ist daher empfehlenswert. Ob eine Parallelausrichtung gelungen ist, zeigt sich definitiv erst auf dem Technikmodell (Abb. 8-14b). Zum Ausgleich von eingetretenen Disparallelitäten ist die Kunst des Zahntechnikers gefragt. Post operationem ist ein Röntgenbild anzufertigen (s. a. Kap. 8.2.3).

8.3.4 Provisorische prothetische Versorgung

Die meisten Implantationen im teilbezahnten Kiefer betreffen den Seitenzahnbereich, wo provisorische Versorgungen aus ästhetischen Gründen nicht erforderlich sind. Bei großen Schaltlücken können die natürlichen Zähne, die für die vorgesehene prothetische Lösung ohnehin beschliffen werden müssen, in eine provisorische Brücke miteinbezogen werden, die dann außer Biß gestellt werden muß. Ansonsten muß die provisorische prothetische Versorgung mit hohl-

geschliffenen, herausnehmbaren Prothesen erfolgen, die am natürlichen Restgebiß gut abgestützt sein sollten.

> Vor provisorischen Brücken aus unedlen Metallen muß wegen der Korrosionsgefahr und der möglichen Abgabe von toxischen Metallionen an die umgebenden Gewebe gewarnt werden.

8.3.5 Endgültige prothetische Versorgung

Gerade bei implantatgetragenem Zahnersatz muß die Abformung und Modellherstellung äußerst präzise sein, unter anderem deshalb, weil die Implantate anders als natürliche Zähne unnachgiebig ankylosiert im Knochen stehen. Als geeignet haben sich vor allem die modernen *Elastomere* erwiesen, die mit ihren verschiedenen Viskositätseigenschaften (light body, heavy body, regular body und putty) allen individuellen Gegebenheiten angepaßt werden können. Es sollten einzeitige, gespritzte Ein- oder Zweiphasen-abformungen mit form- und volumenbe-ständigen, individuellen Abdrucklöffeln vorgenommen werden. Bei Elastomerab-formungen sollte die Aushärtung und elastische Rückstellungsphase abgewar-tet, also frühestens nach drei Stunden mit der Modellherstellung begonnen werden. Fast alle Systeme bieten Abformhilfsteile

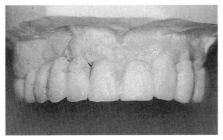

Abbildung 8-15.   Provisorische Kunststoff-brücke.

an. Für diese Abdruckpfosten muß der individuelle Abdrucklöffel entsprechend Raum bieten oder mit einem Loch verse-hen werden.

Nach Ablauf der Einheilphase werden von vielen Autoren zunächst einmal pro-behalber **Kunststoffbrücken** (Abb. 8-15) als Interimsversorgung eingesetzt, die problemlos eingeschliffen und verändert werden können. Der Patient kann dann schon sehen, wie „es später aussehen wird". Form und Farbe können bei wei-teren Neuanfertigungen von Kunststoff-brücken so lange geändert werden, bis der Patient und der Zahnarzt mit dem Er-gebnis zufrieden sind. Die so erarbeitete Kunststoffbrücke braucht dann nur noch gegen eine gleichartig geformte und farb-lich entsprechend gestaltete endgültige Brücke ausgetauscht werden.

Für **Verbundbrücken** zwischen Im-plantaten und natürlichen Zähnen emp-

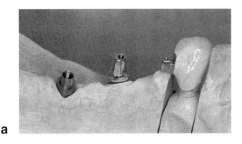

a

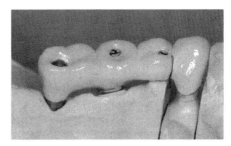

b

Abbildung 8-16.
a) Verschraubbare Ver-bundbrückenteile.
b) Verschraubte Verbund-brücke.
c) Implantatnahes Ge-schiebe bei einer Verbund-brücke.

Geschiebe

c

fehlen SPIEKERMANN und andere Autoren, miteinander und auf dem Implantat *verschraubbare Brückenteile* (Abb. 8-16). Die Geschiebe müssen dabei implantatnah plaziert werden (s. Abb. 8-16c). Abgesehen von den höheren Kosten haben die über T-Geschiebe verbundenen, miteinander verschraubbaren Brückenteile viele Vorteile. Disparallelitäten zwischen Zahn- und Implantatachsen können hiermit ausgeglichen werden, und der Zugang zum Implantat ist jederzeit möglich. Unter der Belastung erlaubt die Verschraubung eine geringfügige, aber durchaus meßbare Beweglichkeit der Teile untereinander.

Ähnliche Vorteile haben auch **Teleskopbrücken** auf Implantaten und natürlichen Zähnen. Darüber hinaus können deren Kauflächen durchgehend zahnfarben gestaltet werden (keine sichtbaren Schrauben).

In jedem Fall sind *spannungsfreie Passungen* zwischen dem Implantat und der Meso- bzw. Suprastruktur erforderlich. Laut Frankfurter Konsensuspapier von 1991 sollten die Oberflächen der implantatgetragenen Prothetik im gingivanahen Bereich möglichst glatt sein, um die Gefahr der Plaqueretention zu reduzieren.

Für Verbundbrücken soll eine Front-Eckzahnführung angestrebt werden. Kleinflächige Höcker-Fossa- und Höcker-Randleistenkontakte werden als sinnvoll erachtet. Für die Verblendung von Kronen und Brücken ist Kunststoff zulässig, aber Aufbrennkeramik wohl die bessere Wahl, wenn die Okklusions- und Artikulationsflächen sorgfältig ausgestaltet werden.

Wird bei der Modellanalyse ein Mißverhältnis zwischen Ober- und Unterkiefergröße sichtbar, sollte an die Möglichkeit einer Kreuzbißaufstellung gedacht werden. Oft ist es unumgänglich, auch die Prothetik des Gegenkiefers zu erneuern, damit die Kaukräfte der Antagonisten in zentrischer Okklusion vertikal auf die Implantatachsen auftreffen.

Diese Fragen müssen zusammen mit einem versierten und hochqualifizierten Zahntechnikermeister entschieden werden.

Wegen der unterschiedlichen elektrischen Potentiale von Titan- und Goldlegierungen wird von einigen Autoren empfohlen, auch die **Meso-** und **Suprastrukturen aus Titan** zu fertigen. Für die Herstellung von Teleskopkronen eignet sich Titan aber weniger gut als goldhaltige Legierungen unter anderem deshalb, weil Titan eine geringere Abriebfestigkeit besitzt. Aufgrund des *geringen Elastizitätsmoduls* von Titan (90 000 N/Quadratmillimeter) ist der Einsatz dieses Metalls auch für herausnehmbaren Zahnersatz nicht empfehlenswert. Kobalt-Chrom-Molybdän-Legierungen mit einem E-Modul von 220 000 N/mm^2 sind wesentlich biegefester. Zum Einsatz goldreduzierter Legierungen sei auf das Kapitel 8.1.8 verwiesen.

8.4 Implantationen im zahnlosen Unterkiefer

8.4.1 Spezielle Indikation

Die Zahnlosigkeit gehört zu den anerkannten Indikationen für das Einsetzen von Implantaten, insbesondere dann, wenn eine starke *Atrophie des Alveolarkamms* vorliegt oder durch andere ungünstige anatomische Verhältnisse eine konventionelle Prothese keinen ausreichenden oder befriedigenden Halt findet. Durch das Einbringen mehrerer Implantate kann eine herausnehmbare Prothese ausreichend fixiert oder auch ein festsitzender Zahnersatz geschaffen und die volle Kaufunktion wiederhergestellt werden.

Nach den jüngsten Beschlüssen des BDIZ ist bei zahnlosem Ober- und Unterkiefer eine Indikation gegeben, wenn eine Verbesserung der Kaufunktion durch Implantate erreicht werden kann.

8.4.2 Planung

Die Frankfurter Konsensuskonferenz von 1991 sagt aus, daß die *Abnehmbarkeit* bei implantatgetragenem Totalersatz vorteilhaft sei. Die Suprastruktur stütze sich dabei auf eine Mesostruktur, die entweder mehrere Implantate (untereinander) verblockt oder die jedes Implantat einzeln mit der Prothese verbindet. Nach Untersuchungen von Jäger et al. fallen die Belastungswerte an stegverblockten Implantaten geringer aus als an einzelstehenden, nur sekundär durch die Deckprothese verbundenen Implantaten. *Einzelattachments* erlauben dagegen eine bessere Reinigung und den Fortbestand der Konstruktion, wenn von drei oder mehr Implantaten eines verlorengeht.

Als **implantologische Minimallösung** für den zahnlosen Unterkiefer wird von vielen Systemen eine Prothesenfixierung durch zwei jeweils in der Eckzahnregion eingebrachte Implantate angeboten (Abb. 8-17 und Abb. 8-18). Hierfür sollten möglichst lange (nach Hartmann mindestens 13 mm) Implantate ausgewählt werden. Diese können durch einen Steg verbunden sein, oder Teleskopkronen, Kugelkopfattachments bzw. Magnete tragen. Andere Autoren fordern für einen zahnlosen Unterkiefer mit guter Knochenqualität (D 1) generell eine Mindestsumme der Implantatlängen von

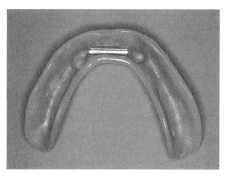

Abbildung 8-18. Unterkiefer-Prothesenbasis mit einem Stegreiter (Clip).

40 mm, also z.B. mindestens vier Implantate mit einer Länge von 10 mm.

Die **Positionierung** der Implantate, besonders die der endständigen Implantate und die Lage der Stege muß anhand von Gipsmodellen und Orthopantomogrammaufnahmen geplant werden. Im Idealfall soll der Steg *parallel zur Scharnierachse* verlaufen. Hierfür wurde von der IMZ-Arbeitsgruppe eigens ein Steglokalisator als Hilfsmittel entwickelt. Bei spitz zulaufenden Kieferformen ergeben sich bei der Plazierung des Stegs Schwierigkeiten, die manchmal prothetisch durch eine *Lingualverlagerung des Stegs* ausgeglichen werden können. In sehr ungünstigen Fällen müssen unter Verzicht auf einen Steg Einzelattachments wie Kugelkopfanker (Abb. 8-19) oder Teleskope gewählt werden.

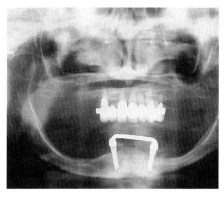

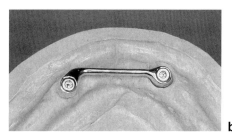

b

a

Abbildung 8-17.
a) Zwei stegverbundene Implantate in der Unterkiefer-Eckzahnregion.
b) Auf zwei Implantaten verschraubter Kappensteg.

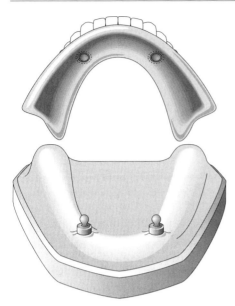

Als prognostisch günstiger werden Konstruktionen auf **vier oder mehr Implantaten** eingeschätzt. Deshalb werden in der Regio interforaminalis häufig vier stegverbundene Implantate (Abb. 8-21) eingesetzt, die die Unterkieferprothese über geschiebeartig arbeitende Stegreiter (Abb. 8-22) auf einem parallelwandigen Steg nahezu starr fixieren. Bei der Planung dafür wird der Knochen zwischen den Foramina mentalia in drei gleich große Abschnitte unterteilt. Das mittlere Drittel ist für den Steg vorgesehen und bleibt implantatfrei. In die seitlichen Drittel werden je zwei Implantate mit einem Sicherheitsabstand von mindestens 3 mm zum Foramen mentale und zum Nachbarimplantat eingebracht.

Abbildung 8-19. Kugelkopfattachments für eine Unterkiefer-Deckprothese.

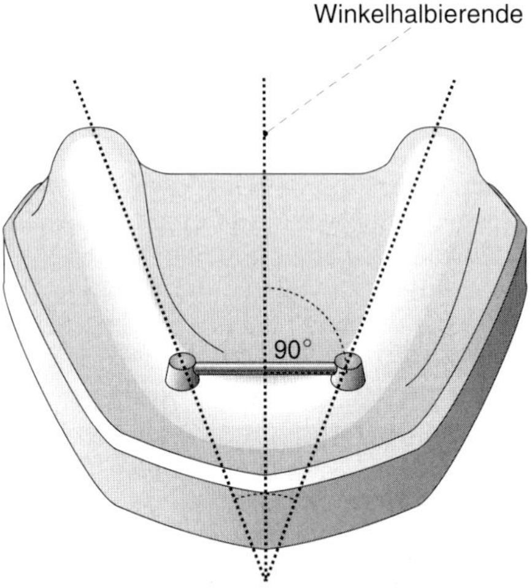

Winkelhalbierende

90°

Abbildung 8-20. Stegpositionierung in der Unterkiefer-Frontregion.

Der Steg sollte möglichst 20 mm lang sein und die Winkelhalbierende der Alveolarseitenkämme senkrecht durchschneiden (Abb. 8-20).

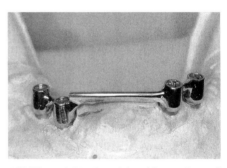

Abbildung 8-21. Ausreichend langer Steg mit „romanischem Fensterprofil" zwischen vier interforaminal plazierten Implantaten.

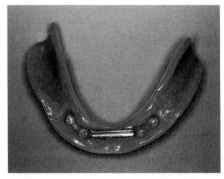

Abbildung 8-22. Unterkiefer-Prothesenbasis mit Stegreiter bei vier Implantaten.

Wenn mehr als vier Implantate im zahnlosen Kiefer möglich sind, können sowohl abnehmbare als auch bedingt abnehmbare (z.B. Cantilever auf Brånemark®-Fixturen) oder festzementierte Brücken geplant werden.

Die Konstruktionen auf **fünf bis sechs Implantaten** in der Regio interforaminalis werden über den Implantatbereich hinaus um ein bis zwei Zahnbreiten nach *distal in den Molarenbereich extendiert* (s. Abb. 8-37b und c). Die Hebelwirkung über die hier angesiedelten Freiendbrückenglieder schadet den fünf bis sechs starr untereinander verbundenen Implantaten erstaunlicherweise nicht. Kiefergelenkprobleme wegen der beiderseits verkürzten Zahnreihe sollen selten auftreten.

Im zahnlosen Oberkiefer sind **mehr als acht Implantate** wegen der dort erfahrungsgemäß anzutreffenden minderen Knochenqualität denkbar. Ob bei minderer Knochenqualität und/oder geringer Knochenhöhe im Unterkiefer ebenfalls mehr als acht Implantate sinnvoll und angezeigt sein können, wird noch diskutiert.

Zumindest bei Konstruktionen auf mehr als vier Implantaten sind *Wax-up-Simulationen* auf einartikulierten Planungsmodellen angezeigt. Die so gefundenen Implantationsstandorte werden mit Hilfe von Schienen auf den Operationssitus übertragen.

Zur Planung gehört auch ein Heil- und Kostenplan. Für eine zwölfzähnige Unterkiefer-Deckprothese mit Modellguß auf einer von zwei Implantaten getragenen Stegkonstruktion (Abb. 8-23) muß dieser nach HARTMANN obligatorisch die in Tabelle 8-4 aufgelisteten Leistungen enthalten. Je nach Bedarf können fakultativ weitere Leistungen in Ansatz gebracht werden.

8.4.3 Implantation

Implantationen im zahnlosen Unterkiefer erfordern nach zahlreichen Literaturangaben eine *vertikale Höhe von min-destens 12–15 mm*. HAUSAMEN unterschreitet diesen Grenzwert bei Verwendung von Brånemark®-Implantaten erheblich (Mindesthöhe 6–7 mm, aber 5–7 mm breit).

> Bei Implantationen im zahnlosen Unterkiefer müssen vor allem der Mandibularkanal und die Foramina mentalia berücksichtigt werden.

Die Unterkiefermitte und die in der Planungsphase bestimmten Implantationsorte können mit Schienen auf den Operationssitus übertragen werden. Bei Implantationen in der Nähe des Foramen mentale wird der Nervaustritt von vielen Implantologen präparatorisch dargestellt, damit die Implantate mesial bzw. distal im Abstand von mindestens 3 mm davon „unter Sicht" eingebracht werden können.

Bei Stegversorgungen sollte der Implantatabstand zur Unterkiefermitte möglichst 12 mm betragen, damit ein ca. 20 mm langer Mittelsteg geschaffen werden kann. Die Wundlappen sollten durch ein bis zwei Nähte im Mundboden bzw. Mundvorhof während der Implantatbettaufbereitung und Implantation fixiert werden, damit auf das Einsetzen von Wundhaken verzichtet werden kann.

Außerdem ist es wünschenswert, die Implantate möglichst *parallel zueinander* (s. Abb. 8-23d) in einer senkrechten bis leicht nach lingual geneigten Achsenrichtung einzubringen. Zur Ausrichtung der Parallelität zueinander wird ein Bohrer in die Bohrung für das erste Implantat zurückgesteckt, wo er als Orientierungshilfe dient. Post operationem ist ein Röntgenbild anzufertigen (s. a. Kap. 8.2.3).

8.4.4 Provisorische prothetische Versorgung

Bei **sofortbelastbaren, transgingival einheilenden einzeitigen Implantaten** sollte auf eine provisorische Versorgung

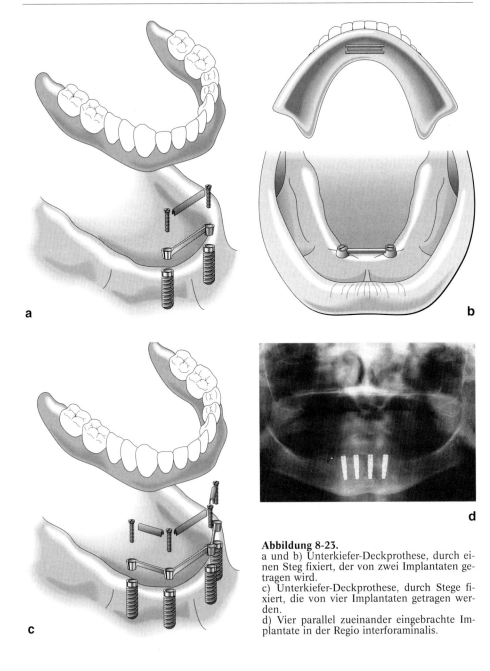

Abbildung 8-23.
a und b) Unterkiefer-Deckprothese, durch einen Steg fixiert, der von zwei Implantaten getragen wird.
c) Unterkiefer-Deckprothese, durch Stege fixiert, die von vier Implantaten getragen werden.
d) Vier parallel zueinander eingebrachte Implantate in der Regio interforaminalis.

Tabelle 8-4. Leistungsbeschreibung für eine zwölfzähnige Unterkiefer-Deckprothese mit Modellguß auf einer von zwei Implantaten getragenen Stegkonstruktion.

		A Planung und Implantation			
Zähne	Gebühren-Nr.	Anzahl	Leistungsbeschreibung	obligat.	fakultativ
	002	1	Heil- und Kostenplan auf Anforderung	•	
	Ä 1	1	Beratung	•	
	Ä 1b	1	eingehende Beratung	•	
	001	1	eingehende Untersuchung	•	
	Ä 14	1	kurze Bescheinigung	•	
	Ä 15	1	Befundbericht/Arztbrief	•	
	Ä 267	1	med. Infiltrationsanästhesie/ Heilanästhesie		•
	Analog Ä 530	1	Anlegen von Kühlbeuteln		•
	Ä 548	2	Kurzwellenbehandlung		•
	Ä 5000	2	Röntgen-Diagnostik bis zwei Aufnahmen	•	
	Ä 5006	2	Panoramaröntgenaufnahme beider Kiefer	•	
	005	1	Planungsmodell	•	
	006	1	Planungsmodell	•	
	100	1	Hygienestatus		•
	619	2	Beratungsgespräch	•	
	Analog 600	4	Foto		•
	Analog 601	1	Modellanalyse		•
	402	2	Lokalbehandlung von Mundschleimhauterkrankungen		•
	900	1	implantatbezogene Analyse	•	
	008	4	Oberflächenanästhesie	•	
	009	x	Infiltrationsanästhesie	•	
	010	x	Leitungsanästhesie	•	
	901	2	Präparieren für ein Implantat	•	
	902	x	Überprüfung der Knochenkavität	•	
	903	2	Einbringen eines enossalen Implantats	•	

Tabelle 8-4. Fortsetzung.

		A Planung und Implantation			
Zähne	Gebühren-Nr.	Anzahl	Leistungsbeschreibung	obligat.	fakultativ
	Ä 2007	x	Entfernen von Fäden und Klammern	•	
	330	x	Nachbehandlung	•	
	329	x	Kontrolle nach chirurgischem Eingriff	•	
	Ä 2670		operative Entfernung eines Schlotterkamms		•
	Ä 2677		submuköse Vestibulumplastik/ Periostschlitzung		•
	Ä 2730		operative Maßnahmen/ Lagerbildung/Alveolarfortsatz		•
	Ä 2442		Implantation allopl. Materials/ Weichteilstützung		•
	Ä 2254		Implantation von Knochen		•
	Analog 413 §6/2		Einbringen einer Membran		•
	Ä 2010		Entfernung einer Membran		•
	801		Registrieren der Zentrallage des UK		•
	802		Modellmontage/arbiträre Achsenbestimmung		•
	804		Montage des Gegenkiefermodells		•
	805		Registrieren, halbindividueller Artikulator		•
	807		Aufbau einer Frontzahnführung		•
	808		Diagnose am Modell		•
	810		subtraktive Maßnahmen		•
			weitere chirurgische Maßnahmen		•
			Nachkontrollen		•
			Recall		•

Anmerkung: x = Anzahl nach Bedarf

Tabelle 8-4. Fortsetzung.

Zähne	Gebühren-Nr.	Anzahl	Leistungsbeschreibung	obligat.	fakultativ
B Prothetische Planung und Versorgung					
	003	1	Heil- und Kostenplan für ZE	•	
	525	1	Wiederherstellung der Prothese		•
	Ä 2700	1	Verbandplatte		•
	520	1	Teilprothese für Interimsversorgung	•	
	401	1	Periotest		•
43, 33	503	2	Wurzelstiftkappe	•	
43, 33	508	2	Verschraubungen	•	
31	507	1	Steg	•	
31	508	1	Stegreiter	•	
	404	1	Beseitigen grober Vorkontakte	•	
	519	2	funktionelle Abformung des UK	•	
	523	1	totale Unterkieferprothese	•	
	904	2	Freilegen eines Implantats	•	
	905	x	Auswechseln eines Sekundärteils	•	
	801		Registrierung der Zentrallage des UK, Reokkludieren		•
	804		Montage des Gegenkiefermodells		•
	810		subtraktive Maßnahmen		•
			Nachkontrollen		•
			Recallsitzungen		•
Anmerkung: x = Anzahl nach Bedarf					

möglichst verzichtet werden. Die endgültige Versorgung kann hierbei so rasch erfolgen, daß ein kurzer Zeitraum ohne prothetische Versorgung zumutbar erscheint.

Bei **transgingival einheilenden Implantaten,** die für mehrere Monate unbelastet bleiben sollen, ist es am besten, wenn *kein Provisorium* getragen wird.

Bei **gedeckt einheilenden Implanta-**ten kann die *alte Prothese* nach Unterfütterung mit weichbleibendem Kunststoff für drei Monate als Provisorium dienen.

8.4.5 Endgültige prothetische Versorgung

Die Forderung, bei zahnlosem Kiefer einen Zahnersatz mit 14 Zähnen schaffen zu müssen, ist sowohl bei nicht implantatgetragenem Zahnersatz als auch in der Implantologie als überholt anzusehen. Es hat sich gezeigt, daß auf zweite Molaren verzichtet werden kann (s. Abb. 8-29).

SPIEKERMANN schlägt für die prothetische Versorgung des zahnlosen Unterkiefers eine schematisierte Unterteilung in vier sogenannte „Aachener Behandlungskonzepte" vor:

– *Behandlungskonzept 1:* Abnehmbare, schleimhautgetragene Deckprothese an zwei Implantaten im Frontalbereich verankert (s. Abb. 8-23a).

– *Behandlungskonzept 2:* Abnehmbare, schleimhautgetragene Deckprothese an drei bis fünf Implantaten im Frontalbereich verankert (s. Abb. 8-23c).

– *Behandlungskonzept 3:* Abnehmbare, implantatgetragene Extensionsprothese bzw. -brücke auf vier bis sechs Implantaten im Frontalbereich abgestützt.

– *Behandlungskonzept 4:* Bedingt abnehmbare, implantatgetragene Extensionsbrücke bzw. -prothese, auf vier bis sechs Implantaten im Frontalbereich abgestützt (s. Abb. 6-30).

Der Verfasser möchte das Aachener

Tabelle 8-5. Aachener Behandlungskonzepte für den zahnlosen Unterkiefer.

Konzept	1	2	3	4
Implantate im Frontalbereich	2	3–5	4–6	4–6
Zahnersatzabstützung	gingival	Gingivalimplantat	Implantat	Implantat
Mesostruktur	runde oder eiförmige Stege Kugelkopf- oder Magnetattachments, Teleskopkrone		Extensionsstege, Kugelkopf, Ceka, parallelwandige Geschiebestege	gegossene Metallgerüste bzw. -brücken Teleskopkronen
Suprastruktur	abnehmbare Deckprothese		abnehmbare Extensionsprothese bzw. -brücke	bedingt abnehmbare Extensionsprothese, bzw. -brücke
Vorteile	einfachere Mundhygiene geringerer Behandlungsaufwand große Indikationsbreite weniger ästhetische und funktionelle Probleme kostengünstiger		größere Beiß- und Kaukraft	größere Beiß- und Kaukraft keine Herausnehmbarkeit – „wie eigene Zähne"
Nachteile	geringere Beiß- u. Kaukraft herausnehmbare Prothese Resorption des knöchernen Prothesenlagers ggf. Unterfütterungen erforderlich		kompliziertere Mundhygiene größere phonetische, ästhetische, funktionelle Probleme größerer Behandlungsaufwand und höhere Kosten	

Schema in Anbetracht der fließenden Übergänge zwischen dem Behandlungskonzept 2 und 3 geringfügig modifizieren, indem für das Konzept 2 die Aussage „gingivalgetragene Deckprothese" durch „... oder Implantat-gingivalgetragene Teilprothese" ergänzt wird. In der tabellarischen Zusammenfassung ist diese Modifikation berücksichtigt (Tab. 8-5).

Im Vergleich zu Extensionsbrücken haben **implantatverankerte Deckprothesen** viele Vorteile. Sie sind mit relativ geringem Behandlungsaufwand darstellbar, in der Funktion und Ästhetik unkompliziert und der Mundhygiene zugänglicher. Die Weichteile der Lippen und Wangen werden besser abgestützt. Das Verhältnis zwischen Implantat- und Kronenlänge ist „biodynamisch" günstiger zu gestalten. Ein Ausgleich von Disparallelitäten der Implantatachsen ist bei Deckprothesen eher möglich als bei Brückenkonstruktionen.

Die Beiß- und Kaueffizienz der Deckprothesen ist allerdings geringer als diejenige der Extensionsbrücken. Unter den Prothesensatteln der Deckprothesen kann es zum *Knochenabbau* kommen, der von Zeit zu Zeit Unterfütterungen erforderlich macht. Dennoch lassen sich mit implantatverankerten Deckprothesen gute Behandlungsergebnisse erzielen.

Der rein implantatgetragene Zahnersatz der **Konzepte 3** und **4** hat aufgrund seiner Stabilität den Vorteil der *höheren Beiß- und Kaueffizienz*. Dafür ist hier der Behandlungsaufwand groß und mit mehr Risiko verbunden. Es ergeben sich hier öfter funktionelle und ästhetische Probleme, und die Mundhygiene ist schwieriger durchführbar. Vor allem für das Behandlungskonzept 4 liegen zahlreiche positive Langzeitergebnisse vor (u.a. von ALBREKTSON).

8.4.5.1 Aachener Behandlungskonzept 1

Für das Behandlungskonzept 1 können die von DOLDER und WIRZ publizierten Erfahrungen und Richtlinien für die prothetische Versorgung des reduzierten an-

terioren Restgebisses mit Steggelenkprothesen größtenteils übernommen werden. Dies gilt besonders für die **Konstruktion der Stege.** Man unterscheidet runde Stege (s. Abb. 8-17b), eiförmige Stege und parallelwandige Stege mit „romanischem Fensterprofil" (s. Abb. 8-21).

Für das Behandlungskonzept 1 sind nur *runde* oder *eiförmige Stege* geeignet, die eine frontale Rotation der Prothese ermöglichen. Für die Konzepte 2 und 3 können alle Stegarten verwendet werden.

Der Steg zwischen zwei Implantaten sollte gerade und ca. 20 mm lang sein, senkrecht zur Winkelhalbierenden der Alveolarseitenkämme positioniert werden (s. Abb. 8-20) und horizontal verlaufen. Im Idealfall ist der Steg *parallel zur Scharnierachse* ausgerichtet. Wesentlich anders gelagerte Stege behindern die Rotation der Deckprothese und überlasten die stegtragenden Implantate durch Torsionskräfte. Falls der Steg zu weit nach lingual liegt, können sich konstruktive und funktionelle Schwierigkeiten dadurch ergeben, daß z.B. die Zunge in ihrer Bewegungsfreiheit eingeengt wird.

Der *vertikale Abstand* des Stegs zur Alveolarkammschleimhaut sollte mindestens 2 mm betragen, damit der Speichel und die Mundpflegeinstrumente unter dem Steg durchfließen bzw. durchgeführt werden können (Abb. 8-24). Bei geringeren Abständen des Stegs zur Gingiva wird die Plaqueanlagerung begünstigt

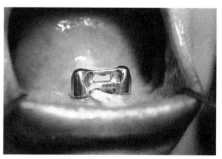

Abbildung 8-24. Interdentalbürstchen unter einem Schubriegelsteg.

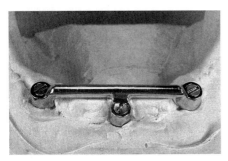

Abbildung 8-25. Stegplazierung bei drei Implantaten in der Regio interforaminalis.

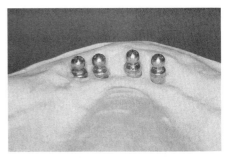

Abbildung 8-26a. Kugelkopfaufbauten auf vier Implantaten im zahnlosen Unterkiefer.

und die Steg- und Implantatpflege erschwert. Liegt der Steg der Schleimhaut auf oder komprimiert er sie gar, reagiert die Gingiva oft mit hypertrophischen Veränderungen. Derartige Stegplazierungen müssen vermieden werden. Die Voraussetzungen für eine optimale Ausrichtung des Stegs können aufgrund der anatomischen Gegebenheiten chirurgisch nicht immer realisiert werden. In diesen Fällen muß versucht werden, dies zahntechnisch-prothetisch auszugleichen (Abb. 8-25).

Für die *Fixierung der Deckprothesen* auf dem Steg werden meist Matrizen oder Clips (s. Abb. 8-22, s. Abb. 8-18) als Stegreiter eingesetzt, die direkt vom Zahnarzt im Mund des Patienten oder indirekt nach Abdruck im Labor vom Zahntechniker in die Prothese einpolymerisiert werden. Bei kurzen Stegen und einigermaßen geschickten Patienten haben sich auch Schubriegelverankerungen (s. Abb. 8-24) bewährt. Als Einzelattachments werden Hülsenstiftsysteme (Ha-Ti®), Teleskopkronen und Kugelkopfsysteme (Abb. 8-26, s. Abb. 8-19) (Apaceram®, Biolox®, Bonefit®, Brånemark®, Pitt-Easy® u.a.) mit Metall- oder Gummiringen in der Prothese verwendet.

Bei spannungsanalytischen Untersuchungen von WIRZ et al. über die Größe und den Verlauf der Beanspruchung der Implantate in Abhängigkeit von verschiedenen hybridprothetischen Konstruktionen zeigte sich, daß die gemessenen

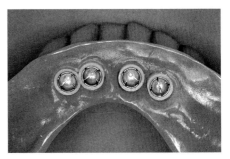

Abbildung 8-26b. Prothesenbasis für eine Kugelkopfverankerung.

Spannungswerte bei Kugelkopf- oder Teleskopkronenverankerung mehr als dreimal so hoch ausfielen, wie bei einer Steggelenk- oder Magnetverankerung der Prothesen. Daher empfehlen WIRZ et al. *implantatgetragene Magnete* als Fixierungselemente für Deckprothesen (Abb. 8-27) insbesondere bei alten Patienten und Problemfällen. Die Fixation der Prothesen sei so gut, daß die Patienten nicht in der Lage seien, die Prothesen mit der Zunge gegen die Magnetkräfte (320 g = 3,14 N) abzuhebeln. Korrosionsbeständige, titanverkapselte Magnetsekundärteile für alle gängigen Implantatsysteme werden von den Firmen Stemman, Hamburg, Straumann (ITI), Freiburg und Dyna, Hamm angeboten. Deren Handhabung ist einfach. Die Kosten sind gering. Die Reinigungsmöglichkeit ist besser als beispielsweise bei Stegen.

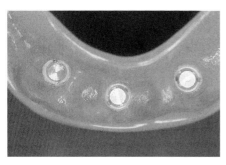

a

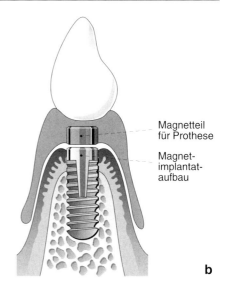

Magnetteil
für Prothese

Magnet-
implantat-
aufbau

Abbildung 8-27.
a) Unterkiefer-Prothesenbasis mit drei Magnetankern.
b) Unterkiefer-Deckprothese mit Magnetattachment auf Implantat.

b

Die *Abdrucknahme* für die Stegherstellung bzw. die Einzelattachments wird bei vielen Systemen durch konfektionierte Aufbauten bzw. durch spezielle Abdruckpfosten, die mit Laborimplantaten (= Manipulierimplantate) verbunden werden können, erleichtert. Von manchen Autoren wird für den anatomischen Abdruck die geschlossene Mundabformung mit Löffeln der Firma Ivotray empfohlen. Die zahntechnischen Arbeiten werden auf den Laborimplantaten ausgeführt (s. Abb. 8-11).

Die *Bestimmung der Kieferrelation* (Abb. 8-28) sowie der *Funktionsabdruck*

für die Prothese unterscheidet sich nicht vom üblichen Vorgehen für einen nicht implantatgestützten Zahnersatz. Die in der konventionellen Totalprothetik bewährten Methoden der Stützstiftregistrierung und Gesichtsbogenübertragung sind auch hier zweckmäßig.

Die *Backenzahnaufstellung* sollte distal dort enden, wo der Unterkieferkamm anzusteigen beginnt, also nur den horizontalen Anteil beanspruchen. Dies führt oft zu verkürzten Zahnreihen und distal

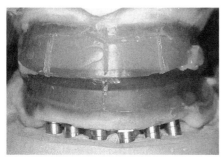

Abbildung 8-28. Bißregistrat bei sechs Implantaten in der Unterkiefer-Frontregion.

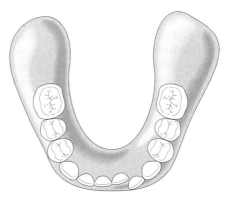

Abbildung 8-29. Zwölfzähnige Unterkiefer-Deckprothese mit extendierter Prothesenbasis.

111

von den letzten Backenzähnen zu längeren zahnlosen Prothesenabschnitten (Abb. 8-29). Dadurch entstehen aber günstige Belastungsverhältnisse. Die zentrischen Kontakte sollten möglichst oral der Kieferkämme liegen. Bei Totalprothesen ist eine balancierte Okklusion anzustreben.

Die *Wachseinprobe* ist wegen der stabilen Lagerung der Unterkieferbißplatte auf dem Steg wesentlich einfacher durchzuführen als bei anderen zahnlosen Patienten. Die Einprobe dient wie sonst auch der Kontrolle der Zentrik, der Lage der Kauebene, der Ästhetik und der Phonetik.

Die *Deckprothesenbasis* sollte absolut muskelfrei gelagert sein, also nicht zu sehr extendiert werden, sie sollte aber distal die Trigona retromolaria und lingual die Cristae mylohyoideae erreichen sowie die Bukkinatortaschen ausfüllen. Allein aus Kunststoff gefertigte Stegprothesen brechen leicht. Haltbarer werden sie durch eine Metallverstärkung, am besten in Form eines individuell gegossenen Gerüsts aus einer Gold- oder Chrom-Kobaltlegierung. Die Steghülse sollte nicht mit der Metallbasis verlötet werden, damit sie nach längerer Tragezeit leicht entfernt, und eine neue Hülse mit Hilfe eines schnellhärtenden Kunststoffs eingefügt werden kann. Kleinere Okklusions- und Artikulationsmängel der fertiggestellten Prothesen ergeben sich fast immer. Sie müssen durch Einschleifen im Mund oder besser noch nach Remontage im Artikulator korrigiert werden.

Erfahrungsgemäß werden relativ früh nach der Eingliederung, oft schon sofort danach, Inkongruenzen zwischen der Deckprothesenbasis und den prothesentragenden Kieferteilen an möglichen Schaukelbewegungen der Prothese erkennbar. Es entstehen dabei typische Geräusche. Es muß dann umgehend partiell oder total unterfüttert und die Okklusion erneut überprüft werden. Außerdem muß danach erneut geprüft werden, ob die Prothesenbasis mit den Stegpfei-

lern in Berührung kommt, was die Prothesendynamik behindern würde und insofern nicht wünschenswert wäre.

Eine schon vorhandene, gut eingetragene, aber nicht wesentlich länger als ein Jahr getragene Unterkieferprothese kann durch ein implantatgetragenes Steggelenksystem ergänzt werden. Hierfür werden die durch den Steg verbundenen Implantatkappen aufgeschraubt oder fixiert. Der Steg muß dann mit Wachs oder ähnlichem unterlegt werden. Nun wird die Steghülse und die im lingualen Frontbereich gefensterte Prothese darüber richtig plaziert. Durch das Fenster wird jetzt Elastomer gespritzt. Nach dessen Aushärtung kann die Prothese samt Steg herausgenommen und im Labor fertiggestellt werden. Ebenso kann man verfahren, wenn anstatt einer falsch plazierten oder verschlissenen Steghülse eine neue einpolymerisiert werden soll.

8.4.5.2 Aachener Behandlungskonzept 2

Das Konzept 2 sieht ebenfalls abnehmbare Deckprothesen vor, die im Frontzahnbereich an drei bis fünf Implantaten verankert sind (s. Abb. 8-23c).

Bei einem für die Insertion von langen Implantaten quantitativ ausreichendem Knochenangebot in der Regio interforaminalis können die Implantate bei einigen Systemen (Ledermann-Schrauben, Bicortical®-Schrauben, Blattimplantate, ITI-Bonefit® u.a.) sofort nach der Insertion mit einem Steg verblockt werden. Die Stegmatrize kann wenig später in die alte Prothese eingearbeitet werden, so daß der Patient rasch über einen vertrauten und nunmehr funktionstüchtigen Interimszahnersatz verfügt. Die knöcherne Einheilung der Implantate kann nun in Ruhe abgewartet werden. Drei bis sechs Monate später wird die neue Deckprothese mit aller nötigen Sorgfalt ohne Zeitdruck angefertigt. Schließlich hat der Patient dann in Form der Interimslösung sogar eine Ersatzprothese.

Ist zwischen den randständigen Implantaten in der Unterkiefermitte genügend Raum für einen Steg, kann ein runder oder eiförmiger Steg gewählt werden. Falls die Prothesenbasis im Bereich der endständigen Implantate etwas ausgeschliffen wird, kann die Deckprothese auf dem Steg gelenkig rotieren. Die endständigen Implantate haben dann nur die Funktion, den Steg und die anderen Implantate zusätzlich zu stabilisieren.

Falls zwischen drei oder vier Implantaten nur mehrere kleine Stege möglich sind, sollte das Stegprofil parallelwandig sein, so daß ein Steggeschiebe entsteht (Abb. 8-30a und b). Bei engstehenden Implantaten empfiehlt sich eine beidseitige Distalextension der Mesostruktur durch Stummelstege (Abb. 8-30b und c, Abb. 8-31) und/oder eine Riegelverankerung (Abb. 8-32) oder der Einsatz von steggetragenen Ceka-Ankern (Abb. 8-33 und Abb. 8-34). Damit wird der Übergang von der schleimhautgetragenen Deckprothese mit Steggelenk zum Implantat-gingivalgetragenen Zahnersatz

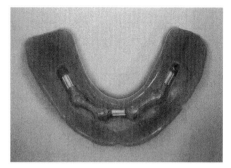

Abbildung 8-31. Unterkiefer-Prothesenbasis mit drei Clips.

(starr gelagerte Deckprothese) vollzogen, zu dem auch die mit Hilfe von Teleskopen auf Implantaten verankerte Teilprothese zu rechnen ist.

Diese Teleskopkonstruktionen haben gegenüber Steglösungen den Vorteil der einfacheren Mundhygiene und besseren Gestaltungsmöglichkeit hinsichtlich der Zungenbeweglichkeit. Manche Implan-

Abbildung 8-30.
a) Die Anordnung der vier Implantate läßt nur kurze Stege zu.
b) Parallelwandige Stege mit Distalextension auf vier Implantaten für eine Riegelverankerung.
c) Rundstege in der Front und parallelwandige Stummelstege für eine Clipverankerung.

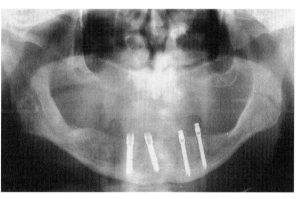

a

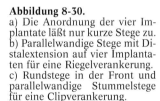
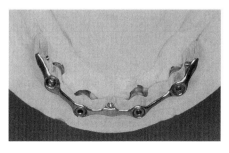

b

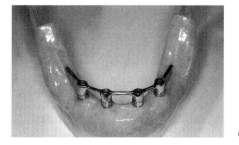

c

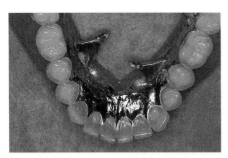

Abbildung 8-32. Unterkiefer-Modellguß-Deckprothese mit geöffneten Riegeln.

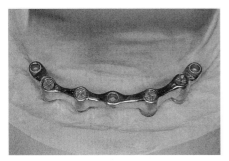

Abbildung 8-33. Distal extendierter Steg mit drei Ceka-Ankern auf vier Implantaten.

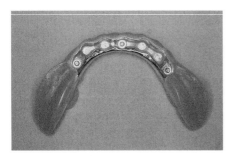

Abbildung 8-34. Unterkiefer-Prothesenbasis mit drei Ceka-Ankern.

tatsysteme (Frialit®-2, Ha-Ti®) bieten aufschraubbare Titanrohlinge als Implantataufbauten an, die vom Zahntechniker individuell parallel gefräst werden können.

8.4.5.3 Aachener Behandlungskonzept 3

Das Aachener Behandlungskonzept 3 stellt eine abnehmbare, implantatgetragene Versorgung in Form einer Extensionsbrücke oder -prothese dar, die sich auf vier bis sechs Implantate im Frontzahnbereich stützt. Wenn das Knochenangebot die Insertion von vier bis sechs langen Implantaten zuläßt und so eine große Implantat-Knochen-Kontaktfläche entsteht, kann der Zahnersatz rein implantatgetragen konstruiert werden.

Die im Konzept 3 vorgesehene abnehmbare Lösung kann mit Hilfe von Extensionsstegen und Riegeln, Ceka-Revax-Ankern, Kugelkopfankern, Hülsenstiften oder Teleskopkronen sehr sicher verankert werden. Erweiterungen oder Umarbeitungen sind leicht möglich. Ästhetische und phonetische Ansprüche können fast immer befriedigt werden. Die Mundhygiene ist leichter durchführbar als bei festsitzendem Zahnersatz.

8.4.5.4 Aachener Behandlungskonzept 4

Hierbei werden bedingt abnehmbare, rein implantatgetragene Extensionsbrücken oder -prothesen eingegliedert, die auf vier bis sechs Implantaten im Frontzahnbereich verschraubt werden.

Dieses Behandlungskonzept wurde von BRÅNEMARK et al. vor über 20 Jahren eingeführt und weltweit häufig verwirklicht. Von der schwedischen Arbeitsgruppe werden im wesentlichen folgende Konstruktionsempfehlungen gegeben:

Der *Sagittalabstand* zwischen den mittleren und den endständigen Implantaten sollte möglichst groß sein. Die maximale Distalextension der Prothese (s. Abb. 6-32) darf bestenfalls doppelt so groß sein wie dieser Sagittalabstand. Im Normalfall entspricht dies etwa 12–15 mm von der Mitte des endständigen Implantats an gerechnet. Wenn möglich, sollte der knöcherne Raum zwischen den Foramina mentalia durch die Implantation von mehr als vier Implantaten ausgenutzt werden.

Das *Metallgerüst* sollte möglichst stabil gestaltet und vorzugsweise aus einer Nichtedelmetall-Legierung gegossen sein, um einer hohen Biegebelastung standhalten zu können. Wie bereits im Kapitel 8.3.5 ausgeführt, eignet sich das Titan wegen seines zu geringen Elastizitäts-Moduls hierfür nicht. Das Metallgerüst muß absolut spannungsfrei auf den Implantaten verschraubt werden können. Durch mehrfache Abformungen und Einproben sollen Paßungenauigkeiten vermieden werden. Weil auch ein hochpräziser Guß eine mindestens 1%ige Ungenauigkeit aufweist, sind spezielle Verfahren entwickelt worden, um dies ausgleichen zu können, zum Beispiel der intramobile Connector für IMZ oder das Preci-Disk-System für Brånemark®-Implantate (s. a. Kap. 10.2).

Aus implantathygienischen Gründen muß die Prothesenbasis perfekt poliert sein (Abb. 8-35) und 2–3 mm über der Gingiva schweben. Man spricht deshalb ironisch von einem *Pfahlbaudesign* (Abb. 8-36), das jedoch nicht jeder Patient akzeptieren möchte. Für diese Patienten wurden spezielle Aufbauten und Distanzhülsen konstruiert, die das Aussehen der verschraubten Extensionsbrücken (Abb. 8-37) erheblich verbessern können (EsthetiCone-Distanzhülsen, UCLA-Abutments). Ähnliche Konstruktionen werden neuerdings auch unter Verwendung anderer Implantate, z.B. für

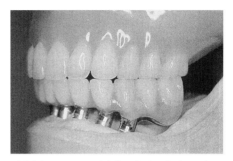

Abbildung 8-36. Pfahlbaudesign beim Brånemark-Cantilever.

Frialit-2®-Implantate oder das IMZ®-System empfohlen. Nach Kɪʀsᴄʜ sollten hierfür möglichst sechs IMZ-Implantate in den Positionen 4-3-2–2-3-4 inseriert werden. Die endständigen Implantate sollten bis auf 2 mm an das freipräparierte Foramen mentale herangesetzt werden. Abbildung 8-37b zeigt das Röntgenbild einer zehngliedrigen Unterkieferbrücke auf sechs interforaminal eingesetzten Frialit®-2-Implantaten.

Nicht erfaßt von den Aachener Behandlungskonzepten sind festzementierte Extensionsbrücken auf Implantaten in der Unterkieferfront, Deckprothesen auf Implantaten in der Front und im Seitenzahnbereich (Abb. 8-38) und festzementierte Brücken auf Implantaten im gesamten Unterkiefer (Abb. 8-39). Letztere waren lange Zeit fast ausschließlich unter Verwendung von Blattimplantaten darstellbar. Neuerdings bemühen sich auch andere Systeme, für Fälle mit günstigem Knochenangebot ihre Indikation in dieser Richtung zu erweitern.

Bei *stark atrophiertem Unterkiefer* mit großer interalveolärer Distanz ergeben sich bei fest zu zementierenden Brücken ästhetische, biomechanische und konstruktive Probleme hinsichtlich der Kronenlänge (zu lange Kronen). Dies zeigt sich schon bei der Wax-up-Simulation. Falls die eingefallene Unterlippe abgestützt werden muß, gelingt dies meist nur mit abnehmbaren Konstruktionen.

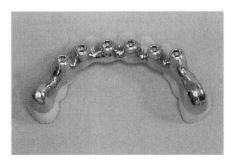

Abbildung 8-35. Perfekt polierte Basis einer verschraubbaren Extensionsbrücke (für Brånemark-Fixturen).

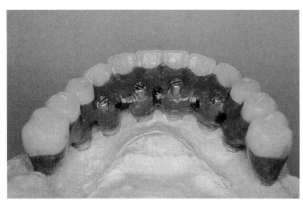

a

Abbildung 8-37.
a) Verschraubbare Brücke.
b) Röntgenbild von verschraubten Brücken auf Frialit-Implantaten im Ober- und Unterkiefer (Sammlung HARTMANN).
c) Verschraubte Oberkiefer-Brücke auf Frialit-Implantaten (Sammlung HARTMANN).

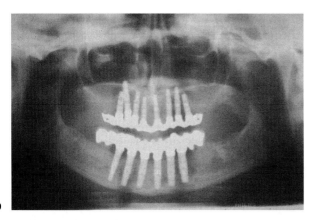

b

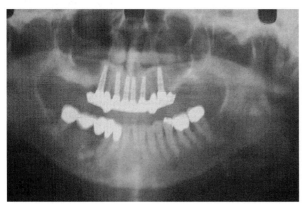

c

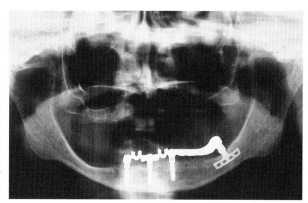

Abbildung 8-38. Mesostruktur auf drei Ledermann-Schrauben und einem Blattimplantat.

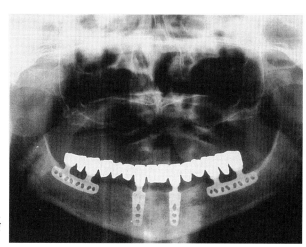

Abbildung 8-39. Festzementierte Unterkiefer-Brücke auf vier Blattimplantaten.

Die hygienischen Möglichkeiten bei festzementierten Brücken sind generell als problematisch einzustufen.

Dennoch wünschen viele Patienten festsitzende Brücken (s. Abb. 8-37), weil gerade diese ihren Vorstellungen von implantatgetragenem Zahnersatz am ehesten entsprechen und sie sich von diesen in besonderem Maße Selbstsicherheit und psychisches Wohlbefinden versprechen. Es bedarf einiger Mühe, diese Patienten von den Vorteilen eines implantatgestützten herausnehmbaren Zahnersatzes zu überzeugen.

8.5 Implantationen im zahnlosen Oberkiefer

8.5.1 Spezielle Indikation und Planung

Eine sichere Bewertung der Voraussetzungen für Implantationen im Oberkiefer ist schwieriger als im Unterkiefer. Klinische Untersuchungen, Modellstudien und Panoramaröntgenaufnahmen täuschen oft günstigere Verhältnisse vor, als de facto vorhanden sind. Sonographien und Computertomographien sind vor allem bei weniger günstig erscheinenden Situationen angezeigt.

Im Frontalbereich sind die Alveolarfortsätze für zylindrische Implantate häufig zu schmal. Im Seitenzahnbereich kann es aufgrund der Kieferhöhlenausdehnung an Knochen in der vertikalen Dimension mangeln. Daher sind Oberkieferimplantationen oft erst nach implantatlagerverbessernden Maßnahmen möglich (s. Kap. 9).

Auch die Knochenqualität muß im Oberkiefer eher als mäßig bis minderwertig eingestuft werden. Eine klar erkennbare Kortikalis fehlt oder ist nur sehr dünn. Daher sind möglichst lange und viele Implantate erforderlich, um die Implantat-Knochen-Kontaktfläche zu vergrößern.

Die Längensumme der Implantate sollte mindestens 60 mm betragen. Das wäre nur mit mindestens vier Implantaten zu erreichen. Vier Implantate in der Position des mittleren Schneidezahns und des Eckzahns können über ein Steggelenk, Teleskopkronen oder andere Attachments eine reduzierte Prothese oder eine abnehmbare Brücke in situ halten (s. a. Kap. 8.5.4). Die Röntgenbildwiedergaben in Abbildung 8-37b und c zeigen Brücken auf acht bzw. sechs langen Frialit®-2-Implantaten im präantralen Bereich des Oberkiefers. Die Frage, ob auch mehr als acht Implantate medizinisch indiziert sein können, wird noch diskutiert.

> Fast alle Autoren beurteilen die implantatprothetische Versorgung des zahnlosen Oberkiefers als schwierig und risikoreich. Weniger erfahrene Implantologen sollten die Indikationsgrenzen hier besonders eng ziehen.

Bei günstigen anatomischen Gegebenheiten ist in der Regel auch eine funktionstüchtige schleimhautgetragene Totalprothese möglich, die deshalb, ausgenommen bei extremem Würgereiz und bei psychischer Beeinträchtigung durch herausnehmbaren Zahnersatz, dann eine ernsthafte Alternative ist.

8.5.2 Implantation

Für Implantationen im Oberkiefer-Frontzahnbereich sei auf das Kapitel 8.2.3 verwiesen. Für Implantationen im gesamten Oberkiefer wird eine Knochenhöhe von mindestens 10–13 mm und eine Breite von 5–7 mm verlangt, es sei denn, es handelt sich um Blattimplantate. Wenn nur kurze Implantate möglich sind, muß die Anzahl derselben erhöht werden. Entsteht intra operationem der Verdacht, daß die Kieferhöhle oder Nasenhöhle tangiert wurde, sollte, wie im Kapitel 10.1.3 beschrieben, vorgegangen werden.

8.5.3 Provisorische prothetische Versorgung

Eine provisorische Versorgung ist bei gedeckt einheilenden Implantaten durch die unterfütterte alte Prothese gut darstellbar, bei transgingival einheilenden Implantaten aber nicht immer einfach. Bei sofort mit einem Steg verblockbaren Systemen kann die alte Prothese entsprechend umgearbeitet werden (s. a. Kap. 8.4.4). Bei mehr als fünf Implantaten kann eine Kunststoffbrücke über alle Implantate festzementiert werden. Ansonsten behilft man sich mit einer weichbleibenden Unterfütterung der stark ausgeschliffenen alten Prothese.

8.5.4 Endgültige prothetische Versorgung

Nach der von SPIEKERMANN vorgeschlagenen Klassifikation sind auch im Oberkiefer **vier Behandlungskonzepte** möglich (Tab. 8-6).

8.5.4.1 Aachener Behandlungskonzept 1
Bei extrem atrophiertem zahnlosem Oberkiefer ist oft nur noch in der Eckzahnregion eine Implantation ausreichend langer Implantate möglich. Die Implantate *müssen mit einem Steg verblockt* werden (Abb. 8-40a). Einzelattachments haben sich nicht bewährt.

Tabelle 8-6. Aachener Behandlungskonzepte für den zahnlosen Oberkiefer.

Konzept	1	2	3	4
Implantate	2 im Front-zahnbereich	3–4 im Front-zahnbereich	4–6 im Frontzahn- und Prämolaren-bereich	6–8 im Frontzahn-, Prämolaren- und u.U. Molarenbereich
Zahnersatz-abstützung	gingival	gingival	Gingival-implantat	Implantat
Meso-struktur	runde oder eiförmige Stege	parallelwandige Stege	parallelwandige Stege evtl. extendiert Kugelkopf, Riegel, Ceka	parallelwandige Stege gegossene Gerüste Schrauben
Supra-struktur	abnehmbare Deckprothese	abnehmbare Deckprothese	bedingt abnehmbare Extensions-prothesen oder -brücken	
Vorteile	einfache Mundhygiene kaum ästhetische, phonetische oder funktionelle Probleme große Indikationsbreite geringerer Behandlungsaufwand niedrigere Kosten			keine Herausnehm-barkeit („wie eigene Zähne")
Nachteile	Herausnehmbarkeit evtl. Brechreiz ggf. Unterfütterungen nötig		schwierigere Mundhygiene größere ästhetische, phonetische, funktionelle Probleme größerer Behandlungsaufwand höhere Kosten	

Wenn die implantatverankerte Vollpro-these in ihrer Basis nicht verkürzt wird, ergeben sich eine bessere Lagerung und Retention und gute Ergebnisse.

8.5.4.2 Aachener Behandlungskonzept 2

Nach Möglichkeit sollten *mindestens vier stegverbundene Implantate* im Oberkiefer-Frontzahnbereich einge-bracht werden, da die Stabilität der ge-samten Konstruktion dadurch erheblich gesteigert wird (Abb. 8-40b). Die auf dem Steg starr gelagerte Deckprothese sollte distal sowenig wie unbedingt nötig gekürzt werden. Gelingt dies, ist diese Lösung sehr erfolgversprechend. Nach

der Eingliederung sollte unbedingt die Lagerung der Deckprothese auf mögliche Schaukelbewegungen überprüft werden und gegebenenfalls umgehend die Basis unterfüttert werden. Die Prothese muß auf der Gingiva „satt" aufliegen und darf nicht nur auf dem Steg „reiten".

8.5.4.3 Aachener Behandlungskonzept 3

Muß die Prothese distal wesentlich ver-kürzt werden (z.B. wegen Würgereiz), sollte der Steg *nach distal extendiert* werden (Übergang zum implantatgetra-genen Zahnersatz). Mindestens vier, bes-ser sechs Implantate sind erforderlich. Der Steg kann parallelwandig sein und

119

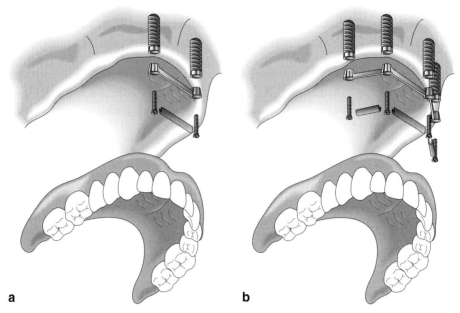

a   b

Abbildung 8-40.
a) Nicht-gekürzte Oberkiefer-Deckprothese auf einem Steg, der von zwei Implantaten getragen wird.
b) Oberkiefer-Deckprothese, fixiert durch Stege, die von vier Implantaten getragen werden.

Halteelemente wie Ceka-Anker o.ä. tragen. BENZING et al. empfehlen sechs mit aufgeschraubtem Steg verbundene IMZ-Implantate und eine Prothesenfixierung durch Schwenkriegel.

8.5.4.4 Aachener Behandlungskonzept 4

Für die abnehmbaren Extensionsprothesen oder bedingt abnehmbaren verschraubbaren Brücken im zahnlosen Oberkiefer werden mindestens sechs, besser noch acht Implantate mit einer Mindestlänge von 10 mm benötigt. Hierbei werden immer häufiger nicht nur in der Frontalregion Implantate eingesetzt, sondern auch mit Erfolg im Tuber-Bereich. Der Tuber hat sich in biomechanischen Studien als gut belastbar erwiesen.

Schwierigkeiten ergeben sich bei so vielen Oberkieferimplantaten oft durch eine *unterschiedlich starke Achsenneigung nach bukkal* (s. Abb. 10-2) bei der Parallelisierung der Aufbauten. Mit abge-

winkelten Distanzhülsen oder geneigten Aufbaupfosten allein können die Probleme meist nicht gelöst werden, so daß Teilungen der Mesostruktur (Abb. 8-41) erforderlich werden oder das Preci-Disk-System der Firma Ceka eingesetzt werden muß (s. a. Kap. 10.2).

Die **Vorteile** abnehmbarer Extensionsprothesen gegenüber verschraubten

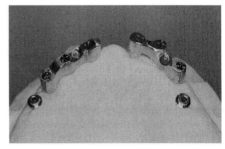

Abbildung 8-41. Geteilte Mesostruktur auf Oberkiefermodell.

Brücken sind wie schon früher ausgeführt, auch hier folgende:
- Ästhetische Bedürfnisse sind leichter zu befriedigen.
- Korrekturen, Umarbeitungen und Hygienemaßnahmen sind leichter durchführbar.

- Bei Parallelitätsschwierigkeiten und Spannungen beim Aufsetzen der Mesostruktur kann diese durchtrennt werden und geteilt bleiben. Derart geteilte Konstruktionen sind sowohl klinisch als auch technisch leichter zu handhaben.
- Die Kosten sind niedriger.

9 Maßnahmen zur Verbesserung des Implantatlagers

Enossale Implantationen können oftmals nicht ohne weiteres durchgeführt werden, weil am erforderlichen Implantationsort nicht so viel Knochen vorhanden ist, daß das Implantat nach der Insertion allseits von mindestens 1 mm Knochen umgeben ist, obwohl ansonsten eine Indikation für eine Implantation gegeben wäre. Künftig wird dieser Gesichtspunkt der Erhaltung von Knochen bei der operativen Entfernung von Zähnen berücksichtigt werden müssen.

KHOURY beispielsweise hat ein Operationsverfahren publiziert, bei dem die bukkale Knochenwand für eine schwierige Zahnentfernung umfräst und luxiert wird, um sie danach zu reponieren und damit die für nachfolgende Implantationen erforderliche Knochenbreite zu erhalten. Dieses einer Knochenatrophie vorbeugende operative Vorgehen ist jedoch noch keineswegs allgemein akzeptiert und wird in der Praxis bisher nur selten angewendet.

Bis zur Durchsetzung dieser Erkenntnis überwiegen die Fälle, in denen präimplantologisch ein erheblicher Knochenverlust durch Atrophie festzustellen ist. Dies veranlaßte CAWOOD und HOWELL, eine Klassifizierung der eingetretenen Kieferatrophie vorzuschlagen, die international verwendet wird, aber nicht unumstritten ist.

Die Kieferkämme sind nach der Ausheilung der Extraktionswunden einschließlich der bedeckenden Weichteile häufig schmaler als 8–10 mm, was einer Knochenbreite von etwa 5–6 mm entspricht. Ohne Vorbehandlung eignen sie sich bestenfalls für die Implantation von Blattimplantaten, nicht aber für zylinderförmige Implantate mit einem Durchmesser von über 3 mm.

Manchmal sind die Kieferkämme nur in der äußersten Spitze schmaler als erforderlich und weiter kaudal bzw. kranial breit genug. Wenn in diesen Fällen außerdem in der vertikalen Dimension mehr Knochen als nötig vorhanden ist, kann das Kammniveau mit Hilfe von Fräsern oder sogenannten Krestotomen um ein paar Millimeter abgesenkt werden (Abb. 9-1), bis die erforderliche Kammbreite erreicht ist. In der Regel kann die Implantation sofort anschließend vorgenommen werden. Es gibt allerdings Autoren, die vor derartigen Maßnahmen warnen, weil hierbei wertvoller kortikaler Knochen verlorengeht.

Man kann heute, je nachdem, wo und in welcher Dimension Knochen fehlt, durch bestimmte präimplantologisch-

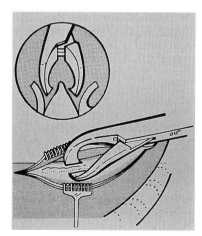

Abbildung 9-1. Abtragen von Knochen bei zu dünn auslaufenden Kieferkämmen.

chirurgische Maßnahmen (s. a. Kap. 9.1 bis 9.5) das Implantataufnahmegewebe am gewünschten Ort erweitern, vermehren und ergänzen.

Wenn der Kieferkamm hoch genug, aber zu schmal ist, kann ein Bone-Splitting oder eine Knochenspreizung unter Umständen noch eine Implantation ermöglichen.

9.1 Bone-Splitting und Knochenspreizung

Geeignet sind Kieferkämme mit einer Breite von mindestens 3 mm, in denen noch zentrale Spongiosa vorhanden ist.

Beim Bone-Splitting werden die vestibuläre und palatinale bzw. linguale Kortikallamelle mit meißelförmigen Instrumenten auseinandergedehnt, so daß ein parallelwandiger Hohlraum entsteht, der mit Knochen und/oder HA oder anderen geeigneten Materialien im Sinne einer Augmentation aufgefüllt werden kann. Das Verfahren wurde in Zusammenhang mit gleichzeitigen Implantationen 1988 von NENTWIG beschrieben und jetzt von ihm zum Bone-Spreading, also zur Knochenspreizung weiterentwickelt.

Die Schnittführung auf dem Kieferkamm sollte dabei möglichst so erfolgen, daß die spätere Wundnaht nicht direkt über dem Implantat liegt *(parakrestale Inzision)*. Durch die Bildung von zwei Mukoperiostlappen wird der knöcherne Alveolarkamm so weit freipräpariert, daß die optimale Einschubrichtung für das Spreizinstrument zwischen der vestibulären und palatinalen bzw. lingualen Kortikallamelle erkennbar wird. Weitergehende Präparationen der Weichgewebe sollten vermieden werden, weil sie zu einer Minderdurchblutung der gespreizten Knochenlamellen führen. Danach wird die Kortikalis auf der Höhe des Kieferkamms mit einem dünnen Lindemann-Fräser durchtrennt und ein wenige Milli-

meter breiter Knochenschlitz präpariert, in den ein meißelförmiges Spreizinstrument mit vorsichtigen Hammerschlägen ca. 1 cm tief eingetrieben wird. HARTMANN verwendet dafür pyramidenförmig angespitzte Meißel in zwei verschiedenen Größen nacheinander. NENTWIG entwickelte vier Spreading-Instrumente unterschiedlicher Größe. Durch Schwenken und Drehen der Spreizinstrumente wird der Kieferkamm um 3–4 mm aufgedehnt, so daß anschließend die Norminstrumente für das geplante Implantat zur Implantatbettpräparation eingesetzt werden können. Die Durchführung ist im Oberkiefer einfach, im Unterkiefer-Seitenzahnbereich dagegen relativ schwierig.

9.2 Knochen-Augmentation

Eine Vermehrung des Kieferknochens durch Auf-, An- oder Zwischenlagerung von lebendem Knochen, beispielsweise aus dem Beckenkamm oder aus dem Kinn, ist eine Transplantation (s. a. Kap. 3.1), bei der die Knochenteile zusammenwachsen (Osteokonduktion) sollen.

Wird **denaturierter Fremdknochen** wie z.B. bio-oss (= boviner Knochen in Spongiosablöcken) oder Dem-bone (= demineralisierter gefriergetrockneter Humanknochen) als Gel, Pulver, Chip oder Spongiosablock oder alloplastisches Knochenersatzmaterial wie beispielsweise Hydroxylapatit (HA) verwendet, handelt es sich um eine Implantation (s. a. Kap. 3.1 und Kap. 3.4). Dessenungeachtet wird für das Einbringen von denaturiertem Tierknochen unkorrekterweise zuweilen auch die Bezeichnung Knochentransplantation verwendet. Das Inverkehrbringen und die Verwendung von Dem-bone und bio-oss ist in Deutschland offiziell nicht genehmigt und aus vielerlei Gründen riskant. Die Erfolge beispielsweise bei der Sinusbodenelevation waren äußerst mäßig, die versprochene knochenbildende Potenz war nicht nachweisbar.

Seit 1983 sind in Deutschland durch das Einbringen von **Hydroxylapatit** zwischen Kieferknochen und Periost zahlreiche zahnlose Kieferkämme aufgebaut worden. Zielsetzung dieser absoluten Kieferkammerhöhungen war es, die Patienten nach der Augmentation mit funktionstüchtigen herausnehmbaren Prothesen versorgen zu können. Nicht alle HA-Keramiken erwiesen sich hierfür als geeignet. Eine Indikation für Augmentationen mit HA wird heute noch bei Atrophien nach langjährigem Prothesentragen gesehen sowie bei Schlotterkämmen, örtlich begrenzten Kammdefekten oder atrophen Teilabschnitten des Ober- und Unterkiefers. Die Langzeiterfolgsrate beträgt nach SONNER et al. etwa 80%.

Manche Autoren bevorzugen hierfür eine Mischung aus HA und autologen Knochenspänen, die aus der Umgebung gewonnen werden. Kleinere Defekte werden nach Auffüllung mit Augmentationsmaterial mit Membranen abgedeckt (s. Kap. 9.4).

> Augmentationen können als alleinige präimplantologische Maßnahme zur Verbesserung des Knochenangebots für Implantate durchgeführt oder unmittelbar vor oder nach dem Einsetzen von enossalen Implantaten vorgenommen werden. Sie können in allen Kieferabschnitten und bei allen Indikationsklassen erforderlich sein, wenn das Knochenangebot zu gering ist.

Eine speziell für den Oberkiefer-Seitenzahnbereich erdachte Operation ist die subantrale Augmentation nach Elevation der basalen Kieferhöhlenschleimhaut (s. a. Kap. 9.5).

Nach *Implantatverlusten* ergeben sich zuweilen Knochendefekte, die für eine spätere Zweitimplantation aufgefüllt werden müssen. Auch hierfür können Knochenersatzmaterialien in Verbindung mit Membranen eingesetzt werden. BRÅ-

NEMARK rät davon ab, alloplastische Knochenersatzstoffe zu verwenden, NEUKAM lehnt ihren Einsatz grundsätzlich ab.

Die Forschung beschäftigt sich mit dem Einsatz von *osteoinduktiven Substanzen* (BMP = Bone morphogenetic Protein). Einige dieser Proteinkomplexe sind in der Lage, mesenchymale Zellen in Osteoblasten umzuwandeln und damit eine Knochenneubildung anzuregen.

9.3 Sinusboden-Elevation (Sinuslift)

Die Methode wurde erstmals 1975 von dem Amerikaner TATUM angewendet, 1980 von BOYNE und JAMES publiziert und später als Sinuslift bezeichnet. Aus vielerlei Gründen sollte der Bezeichnung Sinusboden-Elevation (SE) im deutschsprachigen Raum der Vorzug gegeben werden.

Präimplantologisch ist von Bedeutung, daß in der Kieferhöhle keine krankhaften Veränderungen vorliegen, denn nur bei ausreichender Belüftung und Drainage der Kieferhöhle ist die Gewähr für einen Erfolg einer Sinusboden-Elevation gegeben. Allergische, infektiöse oder vasomotorische Rhinitiden kommen relativ häufig vor und sind durch normale Röntgenaufnahmen nicht immer sicher auszuschließen. Daher wird eine *gezielte rhinologische Anamnese* und eine differenzierte rhinologische Untersuchung einschließlich einer Sinuskopie gefordert, die ohne zusätzliche Strahlenbelastung von vielen HNO-Ärzten durchgeführt werden kann.

Bei der Sinusboden-Elevation wird die faziale Knochenwand der Kieferhöhle breitflächig freipräpariert und einmal knapp oberhalb des Kieferkamms horizontal durchtrennt und ca. 1 cm weiter kranial parallel dazu nochmals so geschwächt, daß nach senkrechter Verbindung dieser beiden Knochenpräparationen ein Knochenfenster eingedrückt werden kann, das die basale Kieferhöhlenschleimhaut anhebt. In den so entstandenen Freiraum unterhalb des Knochenfensterdeckels wird autologer Knochen und/oder Knochenersatzmaterial eingefüllt (Abb. 9-2a). Autologer Knochen aus der retromolaren Region des Unterkiefers oder aus dem Kinnbereich verspricht die besten Ergebnisse. Der aufgefüllte Defekt wird gegen das Vestibulum vielfach mit einer resorbierbaren Membran abgedeckt, um das Material dort zu halten.

Andere Autoren heben nur die Kieferhöhlenschleimhaut an, und reponieren nach der basalen Auffüllung mit Augmentationsmaterial den Knochendeckel in seine ursprüngliche Lage. Postoperativ sind unbedingt abschwellende Nasentropfen zu verordnen. Eine perioperative, hochdosierte, intravenöse Antibiotikagabe am OP-Tag wird empfohlen, z.B. 4 × 750 mg Amoxicillin oder 200 mg Doxycyclin. Septen im Bereich des Kieferhöhlenbodens, die bei etwa der Hälfte aller Menschen vorkommen, erschweren die Operation unter Umständen erheblich.

Die Maßnahme kann präimplantologisch durchgeführt werden oder mit enossalen Implantationen kombiniert werden. Wenn gleichzeitig implantiert werden soll, muß mindestens noch 4 mm Knochen unterhalb der Kieferhöhle vorhanden sein, damit eine Primärstabilität der Implantate erreicht werden kann. Wegen der zu erwartenden minderen Knochenqualität sollten nicht zu kleine Implantate gewählt werden. Wird die Sinusboden-Elevation als alleinige Maßnahme durchgeführt, sollte mit der Implantation acht bis neun Monate gewartet werden, nach SCHNORBACH sogar zwölf Monate.

> Obwohl durchweg über gute Erfolge berichtet wird, ist die Sinusboden-Elevation nicht unumstritten, weil dabei eine Schwelle vom Zahn-Mund-Kieferbereich zum respiratorischen System überschritten wird, und die funktionelle Integrität der Kieferhöhle verletzt werden kann.

Die Gegner der Sinusboden-Elevation führen an, daß es im Mißerfolgsfall schwierig sein wird, überzeugende Argumente dafür anzuführen, daß eine vor-

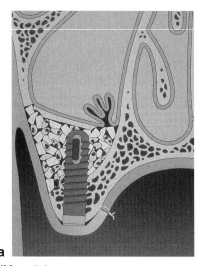 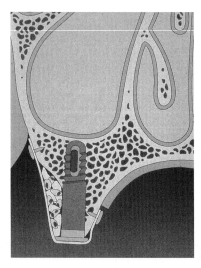

a   **b**

Abbildung 9-2.
a) Zustand nach Sinusboden-Elevation, Implantation und Augmentation.
b) Zustand nach Implantation, Augmentation und Abdeckung mit einer durch Nägelchen des Frios-Augmentationssystems befestigten Membran.

mals belüftete Nasennebenhöhle für das Einbringen von Implantaten zweckentfremdet wurde. Streng juristisch gesehen überschreitet ein Zahnarzt bei der Sinusboden-Elevation möglicherweise die Grenzen des ihm berufsrechtlich erlaubten Tätigkeitsfelds.

9.4 Gesteuerte Knochenregeneration (GBR)

NYMANN und KARRING wollten durch eine in der Orthopädie verwendete Technik der gesteuerten Geweberegeneration mit Hilfe von Milliporenfiltern verlorengegangene parodontale Strukturen wiederherstellen. Daraus entwickelten sie das Guided Tissue Regeneration (GTR) genannte Verfahren, das eine Fernhaltung von Bindegewebs- und Epithelzellen von der Wurzeloberfläche nach Parodontaloperationen bezweckt.

Das **Behandlungsprinzip** des Fernhaltens von Epithel- und Bindegewebszellen durch Membranen wurde auf die implantologischen Bedürfnisse übertragen, um hier bei unzureichendem Knochenangebot eine Augmentation von Alveolardefekten durch eine natürliche Knochenneubildung (Guided Bone Regeneration = GBR) zu ermöglichen.

Mit zeltförmig aufgestellten Membranen über den Defekten wird ein künstlicher Hohlraum geschaffen, in den dank der für sie undurchlässigen Membranen (Porengröße bei Tef-Gen-FD-Membranen = 0,2 micron) keine Epithel- und Bindegewebszellen und auch keine Bakterien einwandern können, sondern nur Blutgefäße und knochenbildende Zellen aus dem darunterliegenden Knochen, die dann eine knöcherne Auffüllung des Defekts bewirken.

In den vergangenen 14 Jahren wurden vor allem die aus nicht resorbierbarem Polytetrafluoraethylen bestehenden *Gore-Tex®-Membranen* bzw. *Tef-Gen-FD-Membranen* in verschiedenen Formen und Größen mit und ohne Titan-Drahtver-

steifung erfolgreich angewendet (u.a. von BUSER, DAHLIN, JOVANOVIC). Neuerdings werden auch resorbierbare Membranen aus Kollagen, Vicryl und anderem Material erprobt, die vor allem für die Parodontalchirurgie von Vorteil sein sollen. Von den **resorbierbaren Membranen** wird gefordert:

- Biokompatibilität,
- Zellokklusivität,
- Gewebeintegration,
- Raumhaltefunktion,
- leichte Handhabung.

Die ersten resorbierbaren Membranen behielten ihre funktionswirksame Unversehrtheit, in der das Einwandern von unerwünschten Zellen verhindert wird, nur etwa vier Wochen lang. Nach sechs Wochen waren sie soweit inkorporiert, daß sie klinisch nicht mehr zu erkennen waren. Nach acht Monaten sind sie resorbiert und histologisch-mikroskopisch nicht mehr nachweisbar. Auch die zugehörigen Membran-Fixationsstifte sind resorbierbar. Die neuesten resorbierbaren Membranen bestehen aus Polylaktid und Polyglykolid (Resolut) bzw. Polylaktid und Polychoxanon (Ethisorb) und bleiben drei bis sechs Monate erhalten.

Das inzwischen bewährte GBR-Verfahren kann vor der Implantation angewendet werden – in diesem Fall wird dann acht Monate später implantiert – es kann jedoch auch gleichzeitig mit der Implantation durchgeführt werden.

Das **Vorgehen** sieht folgendermaßen aus:

- Falls es sich nicht um eine Sofortimplantation handelt, wird der Schnitt parakrestal geführt und ein trapezförmiger Mukoperiostlappen gebildet. Die Knochenoberfläche wird freipräpariert, ohne irgendwelche Weichteilreste zu belassen, und mit kleinen Rosenbohrern mehrfach perforiert, um eine blutende Knochenwunde zu schaffen.
- Dann erfolgt das Aufstellen und Fixieren der Membran mit Schräubchen beim MEMFIX-System oder Nägelchen beim FRIOS-Augmentationssystem (Abb. 9-2b) sowie das Abdichten der

Membranränder am Knochen. Dies erfolgt so, daß die Membranränder den Defekt mindestens 3 mm überragen und ein ausreichend großer Hohlraum unter der Membran entsteht. Diesen Hohlraum kann man lediglich vollbluten lassen oder besser noch zusätzlich mit aus der Umgebung gewonnenen Knochenchips auffüllen.

– Der Nahtverschluß erfolgt speicheldicht mit Kunststoffnähten, die nicht zu früh entfernt werden sollten. Die postoperative Nachsorge sollte besonders intensiv sein (s. Kap. 11).

– Nach sechs bis neun Monaten kann die Membran entfernt und ein eventuell gleichzeitig eingebrachtes Implantat bepfostet werden. Der Hohlraum unter der Membran ist dann mit neugebildetem Knochen aufgefüllt, der anfänglich nur behutsam belastet werden sollte.

Leider können die Membranen nicht immer sechs bis neun Monate in situ gehalten werden, da ein nicht unerheblicher Teil von ihnen irgendwann vorher die Gingiva perforiert, sich infiziert und deshalb entfernt werden muß. Je nach Verweildauer der Membran resultieren in solchen Fällen nur Teilerfolge. Darin ist ein gewisser Schwachpunkt der ansonsten beeindruckenden Methode zu sehen. Neue hochverdichtete Polytetrafluoräthylen-Membranen sollen, auch wenn sie teilweise freiliegen, nicht aufgrund von Infektionen entfernt werden müssen.

Faszinierend an der GBR-Methode ist die Möglichkeit, den Kiefer günstiger formen zu können, indem man genau dort Knochen entstehen lassen kann, wo dies wünschenswert ist. Allerdings konnte man bis jetzt nur ein Höhenwachstum von maximal 3 mm beoachten, und man weiß noch nicht genau, ab wann der neugebildete Knochen belastet werden sollte. Drei Monate alter Knochen war hierfür noch nicht stabil genug und wurde unter Implantatbelastung schnell wieder resorbiert. Nach 15 Monaten war unbelasteter neugebildeter Knochen schon wieder verschwunden.

Die **Alternative** zur GBR besteht in einer Transplantation autologen Knochens mit und ohne Membranabdeckung.

> Die GBR-Folientechnik kann auch in der Therapie periimplantärer Krankheiten zur knöchernen Regeneration periimplantärer Defekte eingesetzt werden (s.a. Kap. 10.3).

SCHLEGEL schlug in Anlehnung an die in der Parodontologie verwendeten Klassen folgende **Defektklassifikation** für die Implantologie vor, ohne für diese verbindliche Therapievorschläge zu unterbreiten:

– Klasse I = ein einwandiger Defekt,
– Klasse II = ein zweiwandiger Defekt,
– Klasse III = ein dreiwandiger Defekt,
– Klasse IV = ein vierwandiger Defekt (vestibulär, oral, mesial und distal),
– Klasse V = ein einseitiges Freiliegen des Implantats durch spitzgiebeligen Kieferkamm,
– Klasse VA = ein einseitiges Freiliegen von mehr als 50% der Implantatlänge infolge eines spitzgiebeligen Kieferkamms,
– Klasse VI = ein Freiliegen des Implantats im apikalen Bereich, wobei zervikal eine Knochenbrücke besteht,
– Klasse VII = ein zirkuläres Freiliegen des Implantats im zervikalen Bereich.

9.5 Umwandlung mobiler periimplantärer Gingiva in fixierte Gingiva

Nach KREKELER und anderen Autoren sind gesunde periimplantäre Verhältnisse auch bei nicht befestigter Schleimhaut in der Umgebung von Implantaten unter der Voraussetzung einer guten Mundhygiene durchaus möglich und vielfach beobachtet worden. Solche Verhältnisse sind nach ihrer Ansicht nicht prinzipiell als pathogen anzusehen. SPIEKERMANN empfiehlt, bei rezidivierenden Entzündungen der mobilen Gingiva in der Umgebung von Implantaten – auch zur Erleichterung der Implantathygiene – eine ausreichend breite Zone fixierter Gingiva aufzubauen. TETSCH sieht in einer unzureichend breiten Zone fixierter Gingiva am vorgesehenen Implantationsort eine relative Kontraindikation, die präimplantologischer Maßnahmen bedarf. SCHROEDER sowie einige weitere Autoren halten einen Saum fixierter keratinisierter Gingiva zur Erhaltung gesunder periimplantärer Verhältnisse für notwendig.

Die Zone keratinisierter, also fixierter Gingiva kann durch eine Anfärbung mit Schiller-Jodlösung dargestellt werden, wonach diese dann deutlich heller erscheint als die nicht keratinisierte, mobile Mukosa. Nach einer Implantateinheilung läßt sich mit dem sogenannten *Tensionstest* erkennen, ob die periimplantäre Gingiva fix oder mobil ist. Man zieht die Lippe nach extraoral und beobachtet dabei, ob sich die Schleimhaut an der Implantatdurchtrittsstelle bewegt oder nicht. Wenn die periimplantäre Schleimhaut beim Abziehen der Lippe außerdem blasser als die weitere Umgebung erscheint (*Blanchingtest*), so spricht dies ebenfalls für eine mobile Schleimhaut am Implantat.

Zur **chirurgischen Umwandlung** von mobiler Schleimhaut in fixe Gingiva vor und während der Implantation bevorzugen die meisten Autoren Modifikationen der von EDLAN und MEJCHAR angegebenen *Vorhofplastik*. Diese Vorhofplastik diente zunächst der relativen Kieferkammerhöhung und der Verbesserung von ungünstigen Gingivasituationen bei Parodontalerkrankungen. Es handelt sich um eine relativ einfache Operation, bei der das Periost nach apikal gedrängt und der deperiostierte Knochenanteil mit einem Mukosalappen ohne Periost ge-

deckt wird. Bei Vorhofplastiken in der Regio interforaminalis des Unterkiefers ist allerdings darauf zu achten, die aus dem Foramen mentale austretenden Nerven nicht zu verletzen.

Für die Therapie von Parodontalerkrankungen und von periimplantären Entzündungen wird eine Modifikation nach SCHMID-MÖRMANN empfohlen oder es werden andersartige Verfahren angewandt, bei denen die Weichteile, mit Ausnahme des Periosts, nach apikal verschoben werden und der freigelegte, periostbedeckte Knochenabschnitt durch ein freies Schleimhauttransplantat, beispielsweise aus dem harten Gaumen, gedeckt wird.

9.6 Transposition des Nervus alveolaris inferior

Bei fortgeschrittenen Alveolarkammatrophien im Seitenzahnbereich des Unterkiefers ist durch eine Verlagerung des Nervus alveolaris inferior nach bukkal die Insertion langer Implantate bis auf die basale Kortikalis des Unterkiefers möglich (JENSEN et al.).

Bei großen Niveauunterschieden zwischen der Alveolarkammhöhe in der Unterkieferfront und Seitenzahnbereich ergeben sich anschließend prothetische Schwierigkeiten durch ein ungünstiges Verhältnis zwischen Implantatlänge und Kronenlänge im Seitenzahnbereich.

> Die umstrittene Methode hat bei bis zu 30% der Fälle postoperative Sensibilitätsstörungen zur Folge, die sich jedoch binnen Jahresfrist zurückbilden (s.a. Kap. 10.1.2).

10 Komplikationen

Komplikationen sollten vor allem dadurch vermieden werden, daß nur dort
implantiert wird, wo alle Voraussetzungen für eine komplikationslose Behand-
lungsführung bis hin zum Langzeiterfolg
gegeben sind. Bestehen von vorneherein
Bedenken hinsichtlich der Erfolgschance
eines gewünschten implantatgetragenen
Zahnersatzes, sollte einer anderen prothetischen Lösung ohne Implantation der
Vorzug gegeben werden.

Bei bewährten und anerkannten Implantatsystemen sind Komplikationen selten
und kommen nicht häufiger vor als in der
Zahnheilkunde insgesamt. Sie können
bei sorgfältiger Beachtung der empfohlenen Vorbereitungs-, Implantations- und
Nachsorgemaßnahmen weitgehend vermieden werden.

Wenn Komplikationen auftreten, sollten
diese unvorhersehbar gewesen sein.

Die nachfolgend beschriebenen Situationen und deren Therapie unterstreichen
die im Kapitel 7.1 genannten Voraussetzungen, die der Zahnarzt erfüllen sollte,
bevor er implantiert. Erst beim Auftreten
von Komplikationen zeigt sich, ob die
zuvor erworbenen chirurgischen und
prothetischen Erfahrungen ausreichen,
um die Schwierigkeiten zu meistern. Mit
zunehmender Erfahrung des Implantologen aber wird die Mißerfolgsquote niedriger und nähert sich dem an, was allgemein als üblich und unvermeidbar angesehen wird.

Die Komplikationen werden in der
Reihenfolge abgehandelt, wie sie sich im
zeitlichen Behandlungsablauf ergeben
können.

10.1 Intraoperative Komplikationen

Entsprechend der obigen Einleitung haben Schwierigkeiten während der Implantation oft ihre Ursachen in Planungs-
mängeln, Fehleinschätzung der anatomischen Gegebenheiten oder mangelnder
Erfahrung des Implantologen.
Am häufigsten treten folgende Komplikationen auf:
– Blutungen,
– Nervverletzungen,
– Eindringen in die Kieferhöhle oder Nasenhöhle,
– Freiliegen von Anteilen des Implantatkörpers,
– Perforationen oder Teilfrakturen des
  Kiefers,
– mangelnde Primärstabilität des Implantats.

10.1.1 Blutungen

Blutungen aus der **Spongiosa** sind immer
möglich. Sie kommen meist zum Stillstand, wenn das Implantat eingebracht
ist.

Stärkere Blutungen können auftreten,
wenn der Mandibularkanal eröffnet wurde, die Arteria lingualis oder palatina
oder die Nasenschleimhaut verletzt wurde.

Bei Blutungen aus dem **Mandibularkanal** setzen mutige Implantologen ein kürzeres Implantat als geplant ein. Andere
unterlassen eine Implantation und ver-

nähen. Es entsteht dann zwar ein postoperatives Hämatom, aber der Innendruck des Hämatoms bringt die Blutung zum Stillstand. In den anderen Fällen muß das verletzte Gefäß dargestellt und ligiert werden. Bei Blutungen in den eröffneten Mandibularkanal hinein, besteht die Gefahr, daß ein dort entstandenes Hämatom verknöchert und den Nervus alveolaris interior einmauert. Der Nerv reagiert dann mit Funktionsstörungen.

Ausgedehnte **Hämatome im Mundboden** mit Verlegung der Atemwege nach Verletzung der Arteria lingualis sind beschrieben worden. Eine notfallmäßige Ausräumung dieser Hämatome und eine anschließende intensivmedizinische Behandlung war in diesen Fällen erforderlich.

10.1.2 Nervverletzungen

Verletzungen eines Nervs sind die wohl folgenschwersten Komplikationen einer Implantation, besonders wenn der Nervus alveolaris inferior betroffen ist. Einige Autoren empfehlen speziell bei knappem Knochenangebot, auf eine Leitungsanästhesie zu verzichten und statt dessen mit einer Infiltrationsanästhesie zu arbeiten. Falls dann ein Instrument dem Mandibularkanal zu nahe kommt, würde der Patient eine Reaktion zeigen.

> Wird die Nervverletzung intra operationem klinisch oder röntgenologisch erkannt, muß die Implantation sofort abgebrochen werden. Das Implantat muß entfernt werden.

Auch Verletzungen des Nervus lingualis sind bei der Implantatbettpräparation durch rotierende Instrumente möglich.

Bei kompletter Durchtrennung eines Nervs muß eine mikrochirurgische Wiederherstellung erwogen werden. Meist zeigt sich aber erst nach Abklingen der Lokalanästhesie, wenn das Implantat längst eingesetzt ist, ein verändertes Gefühl im Nervversorgungsbereich. Der Pa-

tient muß dann umgehend über die Komplikation aufgeklärt werden. Antibiotika und Antiphlogistika können verordnet werden. Besserungen sind innerhalb des ersten postoperativen Jahres möglich und wurden auch des öfteren beschrieben.

Gemeinsam mit dem Patienten muß beraten werden, ob das vielleicht ansonsten stabile Implantat entfernt werden soll. Bei dieser Überlegung muß von einer dauerhaften Schädigung ausgegangen werden, wenn die Anästhesie bzw. Parästhesie nach der Resorption von Ödemen oder Hämatomen länger als drei Wochen post operationem unverändert ohne Anzeichen einer Besserung anhält. Eine Implantatentfernung ist in diesem Einheilungsstadium relativ leicht möglich. Die Aussichten dafür, daß nach der Entfernung eine umgehende Wiederherstellung der Sensibilität eintritt, sind allerdings gering. Ein Teil der Patienten ist jedoch bereit, die Beeinträchtigung durch eine Parästhesie in Kauf zu nehmen, wenn der implantatgetragene Zahnersatz ihre Erwartungen erfüllt.

10.1.3 Eindringen in die Kieferhöhle bzw. Nasenhöhle

Man spürt es meist, wenn bei der Implantatbettpräparation die Gegenkortikalis durchbohrt wird. Die Implantation sollte dann unterbleiben. Gelingt es, die Wunde speicheldicht zu vernähen (am besten mit spannungsfreien Knopfnähten im Abstand von 2–3 mm), kommt es in der Regel zu einer Restitutio ad integrum. Nach einem halben Jahr könnte hier erneut implantiert werden.

Wird erst nach der Insertion festgestellt, daß das Implantat in die Kieferhöhle hineinragt, hat ein primär stabiles Implantat keine schlechtere Prognose als ein nicht perforierendes (SCHIERLE et al.). Günstigenfalls entsteht oberhalb der Implantatspitze, aber noch unterhalb der Kieferhöhlenschleimhaut ein Hämatom, das verknöchert. Gerade eben den Kieferhöhlenboden tangierende Implantate haben wegen der dadurch erreichten bikortikalen Abstützung sogar eine eher größere Überlebenswahrscheinlichkeit als anders plazierte.

Mobile Implantate sind zu entfernen, ebenso selbstverständlich solche, die in die Kieferhöhle hineingeglitten sind.

10.1.4 Freiliegen von Anteilen des Implantatkörpers, Perforationen, Teilfrakturen des Kiefers

Beim Freiliegen von Implantatanteilen oder Perforationen der vestibulären Knochenlamelle kann erwogen werden, diese mit einer Membran abzudecken (GBR s. Kap. 9.4) oder ein kürzeres Implantat einzusetzen.

> Wichtig ist es vor allem, die Primärstabilität des Implantats zu erreichen.

Bei Perforationen in die Fossa sublingualis sollte auf diese Implantationsstelle verzichtet werden.

Bei Teilfrakturen des Kieferknochens muß die Implantation abgebrochen werden. Das Fragment muß reponiert und nötigenfalls ruhiggestellt werden.

10.1.5 Mangelnde Primärstabilität

Mangelnde Primärstabilität kann durch *fehlerhaftes Präparieren* des Implantatbetts, aber auch durch *mangelhafte Knochenqualität* bedingt sein.

Das mobile Implantat sollte entfernt und durch ein größeres oder ein Implantat mit Gewinde ersetzt oder mit HA-Granula verkeilt werden. Bei größeren Spalträumen kann die Membrantechnik (GBR) eingesetzt werden. Bei gedeckt einheilenden Systemen besteht Hoffnung auf eine sekundäre Stabilisierung bei verlängerter Dauer der unbelasteten Einheilung.

10.2 Postoperative Komplikationen

Postoperativ können
- ödematöse Schwellungen,
- Hämatome,
- Infektionen,
- Nahtdehiszenzen,
- Lockerungen der Implantate,
- Schmerzen und Parästhesien auftreten.

Ob und inwieweit diese Komplikationen durch **prophylaktische Antibiotikagaben** verhütet bzw. in Grenzen gehalten werden können, darüber gibt es kontroverse Auffassungen. Dementsprechend sind die Gepflogenheiten unterschiedlich. In den USA z.B. werden so gut wie alle Operationen und dementsprechend auch Implantationen unter Antibiotikaschutz vorgenommen. Dies hat allerdings weniger medizinische als vielmehr juristische Gründe.

In Europa fordern BRÅNEMARK et al. die Einnahme von Penicillinpräparaten über die Dauer von zehn Tagen. LEDERMANN verordnet routinemäßig Rovamycine. FALLSCHÜSSEL, SCHROEDER und TETSCH halten einen prophylaktischen Antibiotikaschutz für nicht indiziert. SKOP et al. fanden keinen statistisch signifikanten Unterschied zwischen Implantationen mit und ohne Antibiotika-Medikation. Wenn postoperative Komplikationen aufgrund des Operationsverlaufs zu erwarten sind bzw. später erkennbar werden, ist eine antibiotische Therapie angezeigt.

Kühlende Umschläge in den ersten 24 Stunden postoperativ werden allseits empfohlen. Nikotin, Alkohol, Kaffee, schwarzer Tee, azetylsalizylsäurehaltige Präparate und körperliche Anstrengungen sollen zumindest am Operationstag gemieden werden.

TETSCH gibt seinen Patienten ein **Merkblatt** für das Verhalten nach operativen Eingriffen (Abb. 10-1).

Letztendlich ist die mehr oder minder schonende Operationsweise, die Operationsdauer und die individuelle Disposition des Patienten dafür entscheidend, ob

1. Kein selbständiges Führen eines Kraftfahrzeugs am Operationstag. Eingeschränkte Verkehrstüchtigkeit!

2. Die Wangenschwellung kann durch feuchtkalte Wangenauflage der operierten Seite (kalter Umschlag, Plastikbeutel oder Wärmflasche mit Eisstücken) reduziert werden. Keine Wärme.

3. Der Aufbißtupfer sollte nach 30 Minuten entfernt werden.

4. Am Operationstag keinen Kaffee, keinen Alkohol, kein Nikotin.

5. Keine Nahrungsaufnahme vor Abklingen der örtlichen Betäubung. In den ersten drei Tagen nur flüssige oder streng passierte Kost.

6. Am ersten Tag nicht spülen; am nächsten Tag Mundpflege mit lauwarmem Wasser, Kamillentee oder Wasserstoffsuperoxid (ein Eßlöffel der 3%igen Lösung auf ein Glas Wasser). Ab drittem Tag vorsichtiges Zähneputzen und weiterhin intensive Mundhygiene.

7. Kleinere Nachblutungen können durch Druck mit einem gebügelten Taschentuch gestillt werden. Bei stärkeren Blutungen muß die Praxis aufgesucht werden.

8. Bei Eintritt eines Wundschmerzes Einnahme von höchstens _____ Tabletten des rezeptierten Medikaments. Die Fahrtauglichkeit ist bei höherer Dosierung und insbesondere bei zusätzlichem Alkoholgenuß erheblich herabgesetzt. Bei anhaltenden Schmerzen vorzeitige Wiedervorstellung.

9. Wiedervorstellung am_____

Abbildung 10-1. Merkblatt für das Verhalten nach operativen Eingriffen.

Ödeme oder Hämatome auftreten oder nicht.

Für den Implantologen steht im Vordergrund, daß die Nähte halten bzw. gehalten haben. In dem Bestreben, einen sicheren Wundverschluß über oder neben dem Implantat zu erhalten, wurde vielfach empfohlen, den Schnitt parakrestal in die Umschlagfalte oder mehr palatinal zu legen. Der Beweis dafür, daß dieses Vorgehen Wundheilungsstörungen verhindert, konnte nicht erbracht werden. Der Verlauf der Blutgefäße spricht für eine krestale Schnittführung, bei der praktisch nur Endgefäße durchtrennt werden.

Nahtdehiszenzen erfordern eine nahezu tägliche Wundbehandlung mit Solcoseryl-Dentalpaste® oder ähnlichem, um den durch die Sekundärheilung eintretenden Schaden gering zu halten. Die Beweglichkeit transgingival einheilender Implantate sollte in den ersten drei Monaten nicht routinemäßig überprüft werden. Wenn allerdings der Patient angibt, das Implantat sei locker, wenn er es mit der Zunge berühre, kann man davon ausgehen, daß keine Osteointegration stattfindet, und es entfernen.

Zu **Parästhesien** wird auf das Kapitel 10.1.2 verwiesen.

Implantatspezifische Komplikationen

bei der prothetischen Versorgung der Implantate können sich anläßlich der Bepfostung mehrteiliger Implantate ergeben. So können die gedeckt eingeheilten Implantatkörper von Knochen überwachsen sein, der dann vorsichtig abgeschabt werden muß.

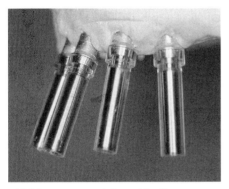

Abbildung 10-2. Axiale Fehlstellungen von Implantaten in der Oberkieferfront.

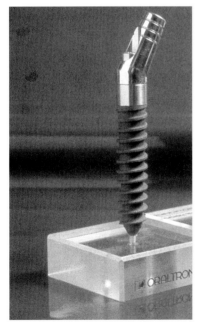

Abbildung 10-3. Implantat mit abgewinkeltem Aufbau.

Axiale Fehlstellungen (Abb. 10-2) von Implantaten können unter Umständen durch angulierte Aufbauten ausgeglichen werden (Abb. 10-3).

Andere Schwierigkeiten wie beispielsweise Passungenauigkeiten oder Spannungen bei der Gerüsteinprobe sowie unerwünschte Spaltbildungen zwischen Implantatkörper und Aufbauteil werden wie beim dentalgetragenen Zahnersatz korrigiert (Durchtrennen, provisorisches Fixieren, Verlöten). Bei Konstruktionen auf mehreren Implantaten kommen diese Komplikationen offenbar so häufig vor, daß die Firma CEKA eigens für die exakte Passgenauigkeit von Suprakonstruktionen auf Implantaten das Preci-Disk-System entwickelt hat. Es handelt sich um 0,7 Millimeter starke Titanringe (Abb. 10-4), die mit dem Gußteil mittels Ceka-Site wasserunlöslich verklebt (Abb. 10-5) werden.

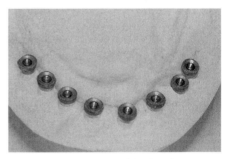

Abbildung 10-4. Preci-Disk-Titanringe zur spaltfreien Verbindung mit der Mesostruktur.

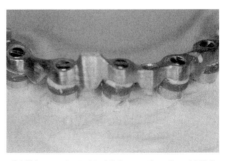

Abbildung 10-5. Verklebung der Preci-Disk-Ringe mit der Mesostruktur.

Prothetisch-ästhetische Probleme wegen zu langer Kronen können sich bei stark atrophierten Kieferkämmen und entsprechend großer intermaxillärer Distanz ergeben, wenn unbedingt festsitzender Zahnersatz gewünscht wurde (s. a. Kap. 11.2).

10.3 Spätkomplikationen in der Belastungsphase

Neben der Lockerung irgendwelcher Implantataufbaukomponenten bei ansonsten stabilem Implantatkörper, stellen die Periimplantitis und die Implantatlockerung die Hauptkomplikationen in der Implantatbelastungsphase dar. Sie sollten durch regelmäßige Kontrolluntersuchungen (s. a. Kap. 11.2) rechtzeitig erkannt und behandelt werden.

Die Einsatzmöglichkeiten eines Implantatsystems werden durch den Einbau von Teilkomponenten zu einer Vielzahl von möglichen Varianten erweitert. Dies kann jedoch zum Problem werden, wenn im Einzelfall keine Passgenauigkeit zwischen den Teilkomponenten erreicht wird. Es kommt dann immer wieder zu **Lockerungen** von schraubbaren Teilen. Dies soll bei einigen häufig verwendeten, mehrteiligen Systemen relativ oft vorgekommen sein.

Eine **Periimplantitis** zeigt sich durch Schwellung, Rötung, Blutungsneigung und Hyperplasie der Gingiva mit Taschen

Tabelle 10-1. Die Periimplantitis und ihre Therapie.

Klasse	1	2	3	4
Mukosa	Rötung Schwellung Blutung Hyperplasie	Rötung Schwellung Blutung Hyperplasie	Rötung Schwellung Blutung Hyperplasie tiefe Taschen	Rötung Schwellung Blutung, Pus Hyperplasie sehr tiefe Taschen
horizontaler Knochenabbau	gering	mäßig	mäßig-stark	stark
vertikale Knocheneinbrüche	gering	einzelne	breit-zirkulär	Verlust der oralen oder vestibulären Wand
konserv. Therapie	Plaqueentfernung, lokale antiinflammatorische Therapie, falls keine Besserung:			
chirurgische Therapie	Implantatreinigung, Tascheneliminierung durch Weichteilapikalverlagerung			
	Knochenanfrischung evtl. allg. Antibiotika	Knochennivellierung allg. Antibiotika	GBR-Technik allg. Antibiotika Explantation?	GBR-Technik Knochenspantransplantate allg. Antibiotika Explantation?

über 3 mm Tiefe. Schmerzen werden selten angegeben. SPIEKERMANN et al. unterscheiden *vier Periimplantitisklassen* (Tab. 10-1).

Die Periimplantitis ist prinzipiell mit der *Parodontitis vergleichbar*, insbesondere im Hinblick auf die mikrobielle Besiedelung. Sie verläuft aber aufgrund der andersartigen Gewebestrukturen am Implantat *progredienter* und *aggressiver*. Bei noch vorhandenem Restgebiß soll eine wechselseitige parodontal-periimplantäre Infektion mit pathogenen Keimen möglich sein. Daher sollte vor einer Implantation eine systematische Behandlung aller parodontal erkrankten Zähne erfolgen. Mikrobielle Testverfahren erlauben eine Abschätzung der mikrobiellen Belastung der Mundhöhle und Parodontalgewebe. Der Nachweis einer Infektion mit dem parodontalen „Markerkeim" Actinobacillus actinomycetemcomitans gefährdet den Implantationserfolg und sollte als temporäre Kontraindikation angesehen werden.

Die **Therapie** der Periimplantitis muß möglichst rasch und konsequent erfolgen. Man beginnt *konservativ* mit lokalen mechanischen und antibiotischen Hygienemaßnahmen sowie allgemeinem Antibiotikaeinsatz (4×250 mg Tetrazyklin oder einer Kombination von 3×250 mg Metronidazol und Amoxicillin pro Tag über einen Zeitraum von sieben bis zehn Tagen oder eine Kombination von Metronidazol und Ciprofloxacin). NEWMAN empfiehlt einen *Resistenztest* der am Implantat gewonnenen Bakterien, um eine gezielte antibiotische Therapie vornehmen zu können.

Da Scaler, Metallküretten und Ultraschallansätze die Implantatoberfläche verletzen können, werden zur mechanischen Reinigung Salzstrahlgeräte empfohlen. Durch die temporäre Entlastung der periimplantären Wirtsgewebe von einer großen Plaquemasse und den vorübergehenden Einsatz von Antibiotika kann es zu einer Erholung der Abwehrkräfte kommen, die dann eine wiederauftretende pathogene Situation besser beherrschen.

> Mißerfolge überwiegen vor allem deshalb, da die selten gelingende vollständige Dekontamination der Implantatoberflächen eine Reinfektion der umliegenden Gewebe und eine rasche Progredienz der Periimplantitis begünstigt.

Daher muß meist *zusätzlich chirurgisch* vorgegangen werden. Nach der Abnahme des Pfostens werden die entzündlichen Gewebe am Implantat dargestellt und durch Kürettage entfernt. Entstehende Hohlräume können mit autologen Knochenspänen oder demineralisiertem Knochenpulver aufgefüllt werden und durch Membranen abgedeckt werden (GBR s. Kap. 9.4). Die Schwierigkeit bei diesen Maßnahmen liegt darin, die noch vorhandenen Weichteile über dem Implantat speicheldicht zu vernähen. Wenn das gelingt, kann diese Therapie erfolgreich sein.

Beim Vorliegen einer rezidivierenden Periimplantitis muß auch an eine biomechanische Überlastung des Implantats oder an prothetische Fehlkonstruktionen gedacht werden, die eine ausreichende Mundhygiene verhindern. Besteht der Verdacht auf eine Überlastung durch Parafunktionen kann wie bei anderen Patienten eine *Schienentherapie* sinnvoll sein.

Bei allen Implantaten wurde ein **„physiologischer horizontaler Knochenabbau"** festgestellt, der im ersten Jahr post insertionem 1–2 mm betragen darf und in den Folgejahren mit 0,2–1 mm/Jahr angegeben wird.

Leider kommt es nicht selten gerade bei zylindrischen Implantaten außerdem zu **periimplantären vertikalen Knocheneinbrüchen,** die klinisch als über 5 mm tiefe Taschen imponieren. Diese zirkulären Knochendefekte entstehen auch bei guter Mundhygiene und weitgehend entzündungsfreier Gingiva. Die Ursachen hierfür sind noch nicht genügend erforscht. Man versucht, mit Taschensondierungen und Röntgenaufnahmen festzustellen, ob ein noch tolerierbarer oder bereits ein therapiebedürftiger Defekt vorliegt, Orthopantomogrammaufnahmen geben nach einer Untersuchung von JANSEN et al. das Ausmaß des tatsächlichen periimplantären Knochenabbaus in nur 60% der Fälle exakt wieder. Auch andere bildgebende Verfahren leisten noch nicht das, was wünschenswert wäre.

Eine zunehmende Mobilität des Implantats gilt als Anzeichen für eine **periimplantäre Ostitis.** Ist die Osteodesintegration und Implantatlockerung bereits weit fortgeschritten, muß mit Blick auf den resultierenden Knochendefekt rechtzeitig *explantiert* werden, damit gegebenenfalls nach einem Jahr erneut implantiert werden kann.

Es kommen auch sowohl bei keramischen als auch bei metallischen Implantaten **Frakturen** (Abb. 10-6 und Abb. 10-7) vor, bei denen die Entfernung des apikalen Fragments schwierig sein kann.

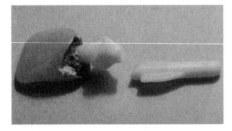

Abbildung 10-6. Implantatfraktur.

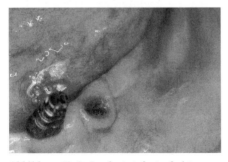

Abbildung 10-7. Implantatpfostenfraktur.

Lockerungen oder Frakturen von Aufbauelementen lassen sich meist leicht beheben. Bei rotationssymmetrischen Implantaten ist mit einer speziellen Explantationsfräse, die einem Trepanbohrer ähnelt, eine schonende Entfernung des Fragments möglich, wenn der Implantatdurchmesser nicht zu groß ist. Auch das von KHOURY angegebene Operationsverfahren erscheint knochensubstanzschonend und zweckmäßg (s. a. Kap. 10.4)

Im Oberkiefer kann es durch **Gingivarezessionen** zu ästhetischen Komplikationen kommen, die mukogingivalchirurgisch sehr schwer zu therapieren sind.

10.4 Implantatverlust und Implantatentfernung

Ein Implantatverlust kann viele Ursachen haben. Selten liegt es am Implantat selbst, sondern eher daran, daß die Indikation falsch gestellt oder für eine bestimmte Situation ein ungeeignetes Implantat gewählt wurde. Auch eine unzureichende Diagnostik und Planung, Operationsfehler oder eine mangelhafte prothetische Suprastruktur können einen Mißerfolg bedingen. Schließlich kommen mangelhafte Nachsorge, unzureichende Mundpflege und nicht angegebene Allgemeinerkrankungen als Ursache in Frage.

Die nach Implantatverlust entstehenden Knochendefekte heilen wie Extraktionswunden, wobei Verluste an Knochenhöhe und -breite eintreten können. Ein sofortiges Auffüllen der Defekte ist nicht immer erfolgreich, weil sich entzündliche Prozesse in der Umgebung des Implantats ungünstig auswirken können. Bei Anzeichen für eine stärkere Periimplantitis sollte die Defektauffüllung in einem zweiten Eingriff nach Abklingen der inflammatorischen Symptome erfolgen.

KHOURY empfiehlt, bei Explantationen die bukkale Knochenwand mit Fräs- oder Sägeeinschnitten so weit zu schwächen, daß man sie *nach bukkal luxieren* kann. Nach der dann leicht möglichen Implantat- und Granulationsgewebsentfernung wird die bukkale Knochenwand unter Interposition von anderenorts gewonnenen Knochenpartikeln reponiert. Sofern dies gelingt, kann hier bald erneut implantiert werden. Für die Explantation von rotationssymmetrischen Implantaten gibt es spezielle Trepanbohrer, mit denen die Implantate knochensubstanzschonend umfräst werden können.

Wenn von drei oder mehr Implantaten ein Implantat verlorengeht, kann der vorhandene Zahnersatz, vor allem, wenn es sich um abnehmbare Konstruktionen handelt, entsprechend umgearbeitet und als Kompromißlösung weiter getragen werden.

Es ist nicht immer leicht, einem Patienten zu verdeutlichen, daß die Entfernung des Implantats auf längere Sicht wegen des fortschreitenden Knochenverlusts und der Osteomyelitisgefahr das kleinere Übel ist. Bei hartnäckiger Weigerung sollte die Aufklärung über die möglichen Folgen in der Kartei dokumentiert werden.

11 Nachbehandlung, Nachsorge und Recall

11.1 Nachbehandlung

> Innerhalb der ersten zehn Tage sollten mindestens zwei Nachbehandlungen fest vereinbart werden.

Nach den meisten Implantationen kommt es postoperativ zu Schwellungen und Schmerzen. Prophylaktisch können kühlende Umschläge und geeignete, steroidfreie Medikamente verordnet werden. Die Schwellungen können ödembedingt oder auch hämatombedingt sein und bedürfen der ärztlichen Kontrolle, vor allem deshalb, weil der Flüssigkeitsdruck so groß werden kann, daß Nahtdehiszenzen eintreten (Therapie s. Kap. 10.2). Schmerzen werden individuell unterschiedlich heftig empfunden. Der Patient ist meist schon wesentlich zuversichtlicher, wenn er vom Arzt noch einmal hört, daß dies in den ersten Tagen nach der Implantation normal sei und er in diesem Falle ohne Bedenken die verordneten Medikamente einnehmen könne. Schmerzen, die länger als zwei bis drei Tage andauern, deuten jedoch auf eine Wundheilungsstörung hin.

Anläßlich der ersten beiden Kontrollen wird auch die Mundhygiene und der provisorische Zahnersatz überprüft. Gegebenenfalls wird der Wundbereich mit Solcoseryl-Dentalpaste® o.ä. abgedeckt und Mundspülungen mit Chlorhexidinlösungen verordnet. Nach acht bis zehn Tagen werden die Nähte entfernt. Danach erhält der Patient Folgetermine, in denen die Implantate auf ungünstige Belastungen in der Einheilphase überprüft und die systemkonformen weiteren Be-handlungsschritte vorgenommen werden.

11.2 Nachsorge und Recall

Für den Langzeiterfolg von Implantaten ist die Nachsorge von großer Bedeutung.

Die Nachsorge beginnt nach der endgültigen prothetischen Versorgung der Implantate, d.h., nach dem Einsetzen der Arbeit und den kurzfristig danach üblichen prothetischen Kontrollterminen, an denen der Zahnarzt die Okklusion, Artikulation, Schleimhautsituation usw. überprüft und sich davon überzeugt, daß der Patient zufrieden ist und mit dem neuen Zahnersatz gut umgehen kann. Eine Nachsorge ist ungenügend, wenn sie nur darin besteht, dem Patienten beim Abschluß der Behandlung zu sagen: „dann lassen Sie mal in einem halben Jahr wieder nachsehen".

Vielmehr muß dem Patienten spätestens jetzt verständlich gemacht werden, daß für ihn die **Passivphase** des Mitsichgeschehenlassens jetzt beendet ist und von nun an seine Aktivität gefordert ist, neue Verhaltensweisen zu erlernen, zu üben und regelmäßig durchzuführen. Diese **Hygienephase** beginnt mit Instruktion, Motivation, Training und Kontrollen, wobei der Zahnarzt einiges hiervon an seine Mitarbeiter delegieren kann.

Ein probates Mittel, gewissenhafte Patienten in der Nachsorge zu betreuen, ist das Ausstellen eines *Implantatpasses*, in dem nicht nur die Anzahl und Art der eingebrachten Implantate eingetragen wird, sondern auch der jeweils nächste Kontrolltermin und vielleicht auch eine

Benotung des bisherigen Hygieneverhaltens (sehr gut, gut, nicht gut genug).

Erfahrungsgemäß eignet sich diese Art der Patientenführung nicht für alle Patienten. Viele müssen immer wieder persönlich aufgefordert werden, zur Kontrolle zu kommen. Aus standesrechtlichen Gründen (Ausschluß des Verdachts der Werbung) läßt man diese Patienten unterschreiben, daß sie in ein *Recallprogramm* aufgenommen werden möchten. Man beginnt mit Rückrufintervallen von drei Monaten im ersten Jahr nach der Implantation. Dabei kann die Implantatkontrolle mit einem Prophylaxeprogramm kombiniert werden. Das bedeutet, daß der Zahnarzt die Festigkeit der Implantate, die periimplantäre Gingivasituation, die Funktionstüchtigkeit des Zahnersatzes und die Okklusion überprüft, und die zahnmedizinische Fachhelferin anschließend Plaque und Zahnstein entfernt und den Patienten bei Bedarf erneut motiviert, seine Pflegebemühungen zu intensivieren, Interdentalbürstchen oder Superfloss zu verwenden usw.

Besondere Aufmerksamkeit muß älteren Patienten gewidmet werden, die im Gefühl, jetzt wieder gut kauen zu können, die Notwendigkeit konsequenter Pflege leicht verkennen und wohl auch manuell hierzu oft gar nicht mehr geschickt genug sind. Bei ihnen darf ein Recallintervall von drei Monaten nicht überschritten werden.

Zur **Dokumentation** wird als Parameter der vereinfachte *Plaqueindex* nach Quigley und Hein empfohlen. Hierbei bedeutet:
– Grad 0 = keine Plaque,
– Grad 1 = Plaque im apikalen Kronendrittel,
– Grad 2 = Plaque im mittleren Kronendrittel,
– Grad 3 = Plaque im koronalen Kronendrittel.

Außerdem kann man sich des *Gingivalindex* nach Löe und Silness bedienen. Hierbei entspricht:

– Grad 0 = keine Entzündung,
– Grad 1 = geringe Entzündung, leichte Farbveränderung, geringe Oberflächenveränderung,
– Grad 2 = mäßige Entzündung, Rötung und Hypertrophie der Gingiva, Blutung auf Druck,
– Grad 3 = schwere Entzündung, starke Rötung und Hyperplasie, Tendenz zur spontanen Blutung und Ulzeration.

Auf jeden Fall muß auch das gesamte Restgebiß kontrolliert werden.

Bei guter Compliance des Patienten können die Recallintervalle vom zweiten Jahr an auf sechs bis acht Monate und ab dem dritten Jahr auf ein Jahr ausgedehnt werden. Größere Intervalle sind nicht sinnvoll. Bei bestimmten Implantatsystemen müssen jährlich Verschleißteile ausgewechselt werden, und bei zahnlosen Patienten mit herausnehmbarem Ersatz ist es einmal pro Jahr erforderlich, professionelle Reinigungen der Prothesen und Unterfütterungen vorzunehmen.

Bei der Herstellung und Eingliederung von implantatgetragenem Zahnersatz ist darauf zu achten, daß periimplantär, interimplantär und gegebenenfalls auch interdental Räume (Abb. 11-1 und Abb. 11-2) freibleiben, die eine effektive tägliche Reinigung durch den Patienten ermöglichen.

Dennoch findet man bei vielen Patienten, auch bei denen, die sich sehr

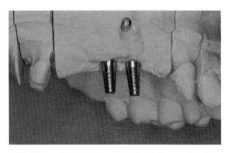

Abbildung 11-1. Zwei Implantate zur Pfeilervermehrung einer Verbundbrücke von 13 nach 18.

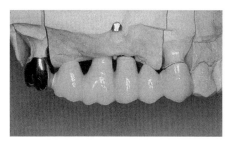

Abbildung 11-2. Interimplantäre und interdentale Freiräume bei einer Verbundbrücke von 13 nach 18 mit Implantaten bei 15 und 16.

bemühen, insbesondere an den Titanoberflächen Plaque und Zahnstein. Nach QUIRYNEN et al. scheinen Titanoberflächen mehr Plaque zu akkumulieren als natürliche Zähne. Daher sind aus Titan gefertigte Meso- und Suprastrukturen nicht unumstritten. Entfernt man diese Beläge mit Handinstrumenten oder dem Ultraschallgerät, hinterläßt dies am Titan Kratzspuren, die erneute Konkrementanlagerungen begünstigen. Für das Entfernen von Zahnbelag und Zahnstein an Implantaten wurde deshalb ein Instrument mit Kunststoffspitzen entwickelt, das die Implantatoberflächen nicht beschädigen soll. Taschensondierungen am Implantatpfosten dürfen – wenn überhaupt – nur mit äußerster Vorsicht vorgenommen werden. Es sollten dann Kunststoffsonden verwendet werden.

Hydroxylapatitbeschichtete Implantate zeigen die geringsten postoperativen inflammatorischen Symptome. Kommt es aber zur periimplantären Knochenresorption, so wird die HA-Beschichtung schnell zerstört.

Die Korrelation zwischen Plaque und pathologischen Veränderungen der Gingiva ist bekannt. Wahrscheinlich ist die Plaquekontrolle und -entfernung für den periimplantären Bereich noch wichtiger als für den parodontalen Bereich; deshalb halten manche Autoren allein diese Maßnahmen schon für eine Implantaterhaltungstherapie.

Nach den Untersuchungen von LIND-

QUIST sind die jährlichen periimplantären Knochenverluste bei Patienten mit mäßiger Mundhygiene deutlich größer als bei Patienten mit guter Mundhygiene. Viele Patienten sind sich bedauerlicherweise nicht der Tatsache bewußt, daß ihr Zahnverlust keineswegs schicksalhaft unausweichlich war, sondern daß sie in der Regel durch unzureichende Pflege und unregelmäßige Zahnarztbesuche einen Großteil dazu beigetragen haben. Diesen Patienten muß überzeugend klargemacht werden, daß eine Umkehr zu hygienebewußtem Verhalten erforderlich ist, um die Chance zu wahren, die ihnen durch Implantate noch einmal gewährt wird.

Schwellung, Rötung, Blutungsneigung, über 3 mm tiefe Taschen und Gingivahyperplasien sind die Symptome einer Periimplantitis. Ist durch eine Intensivierung der Hygienemaßnahmen kurzfristig keine deutliche Besserung zu erreichen, müssen andere Ursachen für die Periimplantitis gefunden und beseitigt und bereits eingetretene Schäden therapiert werden. Die Therapie der Periimplantitis und gelockerter Implantate wird in Kapitel 10.3 behandelt.

Die **Festigkeit der Implantate** ist ein wichtiges Indiz für den Grad ihrer Osteointegration. Ob ein Implantat ankylotisch fest im Knochen verankert oder geringfügig gelockert ist, kann am einfachsten über die *Dämpfung des Klopfschalls* erkannt werden. Ein heller Klopfschall spricht für ein fest verankertes Implantat, ein dumpfer Schall für eine bindegewebige Einscheidung und beginnende Beweglichkeit. Bei Einzelzahnimplantaten und abnehmbarem Zahnersatz kann das *Periotestverfahren* eingesetzt werden. Mit der Sondierung von Taschen sollte man zurückhaltend sein und, wenn überhaupt, nur Kunststoffsonden einsetzen.

Beim längeren Fortbestehen einer Periimplantitis oder bei Verdacht auf eine Lockerung des Implantats sind Röntgenaufnahmen angezeigt. Ansonsten sollte man jedoch entsprechend der zur Zeit geltenden Strahlenverordnung hinsichtlich etwaiger routinemäßiger Röntgenkontrollaufnahmen Zurückhaltung üben. Röntgenaufnahmen sind ohne Zweifel ein sehr geeignetes Dokumentationsmittel, wenn es nachträglich darum geht, die Richtigkeit des zahnärztlichen Handelns zu beweisen. Aber eine Panoramaröntgenaufnahme und ein Computertomogramm vor der Implantation, eine Aufnahme intra- und postoperativ, eine Aufnahme zur Kontrolle der spaltfreien Verbindung zwischen Pfosten und Implantat und ein paar Aufnahmen zum Recalltermin, das summiert sich. Dies wird leider bei gerichtlichen Auseinandersetzungen zwischen Patienten und Zahnärzten von den Juristen zuwenig berücksichtigt, wenn die Vorlage von Röntgendokumenten für jeden Schritt der Behandlung verlangt wird. Nach BRINKMANN sollte das

Röntgen auf ein Minimum beschränkt werden. HARTMANN zufolge ist in den ersten drei Jahren nach der Implantatinsertion ein routinemäßiges Röntgen einmal pro Jahr vertretbar.

Wenige Wochen nach der Eingliederung kann man auch bei nicht implantatgetragenen Totalprothesen unter Umständen erhebliche **Okklusionsabweichungen** feststellen (UTZ). Insofern sind die Überprüfung der Okklusion und geeignete Maßnahmen zur Herstellung bzw. Wiederherstellung einer einwandfreien Artikulation und Okklusion jedem erfahrenen Zahnarzt vertraut.

Die **Abrasion** an mit Kunststoff oder keramisch verblendeten Kauflächen sowie an Metallkauflächen findet bei implantatgetragenem Zahnersatz in ähnlicher Weise statt wie bei nicht-implantatgestützter Prothetik.

12 Resultate

12.1 Erfolgskriterien und Ergebnisse

Das Ergebnis einer implantatgetragenen prothetischen Versorgung ist abhängig von der Richtigkeit der Indikation, der Eignung des Implantats für diese Indikation, der kunstgerechten Ausführung der Implantation, der Integration der prothetischen Suprakonstruktion in das orofaziale System und einer konsequenten Mundhygiene und Nachsorge.

Dementsprechend können Mißerfolge durch eine falsche Indikationsstellung, Operationsfehler, schlecht gewählte Suprastruktur, mangelhaftes Patientenverhalten und Implantatmängel (z.B. Implantatfrakturen) entstehen.

Wann ist das Ergebnis ein Erfolg? Generell ist anzumerken, daß nur wenige zahnärztliche Therapien eine völlige Restitutio ad integrum und/oder einen unbegrenzten Dauererfolg erreichen.

> Bei zahnärztlich-implantologischen Maßnahmen kann immer nur mit zeitlich begrenzten Erfolgen gerechnet werden.

Nach dem Frankfurter Konsensuspapier von 1991 sind **Erfolgskriterien:**
– periimplantäre Entzündungsfreiheit,
– direkte Knochenanlagerung mit ankylotischem Verhalten des Implantats,
– bindegewebige Einheilung (am Implantathals) ohne Taschenbildung,
– subjektive Beschwerdefreiheit,
– Verweildauer von mindestens fünf Jahren,
– keine oder nur geringe Radiotransluzenz.

Ausnahmen sind nicht immer gleichbedeutend mit einem Mißerfolg (z.B. Psychoaversion trotz objektiven Erfolgs, temporäre Implantation aus Berufsgründen oder zur prothetischen Adaptation, Tumorpatienten).

„Die Suprakonstruktion wird nach den Regeln der Prothetik beurteilt. Die Ästhetik und die subjektive Einschätzung des Behandlungsergebnisses durch den Patienten stellen weitere Erfolgskriterien dar". Bei manchen Parametern (Röntgenbilder oder Taschenmessungen) sind fehlerhafte Interpretationen möglich.

Interessant ist eine *Interpretation von Periotestwerten* zur Beurteilung der Interface-Qualität nach der Einheilungsphase:
– bei Periotestwerten von +5 bis +3 ist eine Fibrointegration des Implantats anzunehmen,
– Werte von +3 bis 0 lassen auf eine Fibroosteointegration schließen,
– Werte von – 2 bis – 6 sprechen für eine Osteointegration oder Biointegration (bei bioaktiven Implantatmaterialien).

Andere Autoren fordern darüber hinaus für ein erfolgreiches Implantat, daß keine Schädigung von Nachbarzähnen, Kieferhöhlen und Mandibularkanälen mit der Folge von Parästhesien oder Anästhesien vorliegen, daß radiologisch keine Aufhellungen periimplantär erkennbar sind, und daß der jährliche periimplantär meßbare Knochenabbau unter 2 mm liegt. Für ein erfolgreiches Implantatsystem fordern sie, daß die Verlustrate nach fünf Jahren weniger als 15% und nach zehn Jahren weniger als 20% beträgt (ALBREKTSON et al., 1986). Diese Werte werden von einigen Systemen mit 3% nach fünf Jahren und 7% nach zehn Jahren heute bereits deutlich übertroffen.

Aufgeschlüsselt nach den Indikationsklassen zeigen sich beim zahnlosen Unterkiefer die besten Resultate. Fast von allen Autoren werden hierfür Erfolgsraten von über 90% nach fünf Jahren angegeben. Für den zahnlosen Oberkiefer veröffentlichte ADELL (1990) 85% Erfolg nach fünf Jahren. Im teilbezahnten Kiefer werden durchschnittliche Erfolgsraten von 50–90% für einen Zeitraum von fünf bis zehn Jahren angegeben. Über ein Drittel aller Mißerfolge sollen auf Implantationen im Oberkiefer-Frontzahnbereich entfallen. BRINKMANN sah die geringsten Mißerfolge bei verkürzter Zahnreihe (zum Teil unter 5%), bei zahnlosem Unterkiefer unter 8% und bei allen anderen Indikationsgebieten zwischen 8 und 12%.

JAMES und MISCH empfehlen eine **Qualitätsklassifikation** der Resultate nach fünf Gruppen:
- Gruppe I = optimale Verhältnisse,
- Gruppe II = moderat gesunde Verhältnisse,
- Gruppe III = moderate Implantitis,
- Gruppe IV = klinischer Mißerfolg mit Schmerzen,
- Gruppe V = totaler Mißerfolg durch völlige bindegewebige Exfoliation.

Die Wortwahl „moderat" erscheint nicht sehr glücklich, und die Definitionen sind nicht exakt genug gehalten. Vor allem die Grenze zwischen Gruppe II und III ist zu ungenau formuliert. Als Gründe für einen Mißerfolg werden vor allem mangelnde Osteointegration und nicht ausreichende Mundhygiene angegeben.

12.2 Dokumentation und Statistik

Die Pflicht, alle Befunde und Behandlungsschritte zu dokumentieren, ist jedem Arzt per Gesetz auferlegt. Ihr wird in der Regel dadurch genügt, daß Diagnosen und Behandlungen karteimäßig erfaßt und alle Befundunterlagen aufbewahrt werden. Bei neuen Behandlungsmethoden ist es ratsam, dieser ärztlichen Pflicht mit besonderer Sorgfalt nachzukommen. Bei gerichtlichen Auseinandersetzungen erweisen sich viele zahnärztlichen Dokumentationen als interpretationsbedürftig oder lückenhaft.

Für die zahnärztliche Implantologie wird deshalb empfohlen, die Kartei leserlich zu führen, das Aufklärungsgespräch mit dem Patienten zu protokollieren, während der Implantation den Operationssitus zu fotografieren, einen Operationsbericht in die Kartei zu geben und vor und nach der Implantation Röntgenaufnahmen anzufertigen. Die unmittelbar nach der Implantation angefertigten Röntgenaufnahmen dienen nicht nur der Kontrolle der Implantatposition, sondern auch als Referenz-, also Vergleichsaufnahmen für alle späteren Kontrollbilder. Ist all dies geschehen, so hat der Zahnarzt seiner gesetzlichen Pflicht Genüge getan.

Für den Implantologen könnte es aber noch weitere Gründe geben, Buch zu führen über seine Arbeit und seine Beobachtungen. Zum einen könnte der Implantologe durch die Aufzeichnung seiner Erfahrungen mit diesem und jenem Implantatsystem in der Lage sein, künftig leichter Entscheidungen für oder gegen ein bestimmtes System zu treffen, und zum anderen auch seine eigenen Vorgehensweisen auf ihre Erfolge hin kritisch zu beurteilen. Wenn aus dieser persönlichen Buchführung gar eine Statistik wird, dann könnte der Zahnarzt mit der Veröffentlichung seiner Daten in dieser oder jener Form der Wissenschaft und der Fortentwicklung der Implantologie einen Dienst erweisen.

Leider mußten viele implantierende Zahnärzte schmerzlich erkennen, daß sie gar nicht über die nötige Kenntnis und Erfahrung verfügen, Statistiken nach wissenschaftlichen Gesichtspunkten anzulegen und auszuwerten und daß die meist überreichliche Praxisarbeit hierfür zuwenig Zeit übrig läßt.

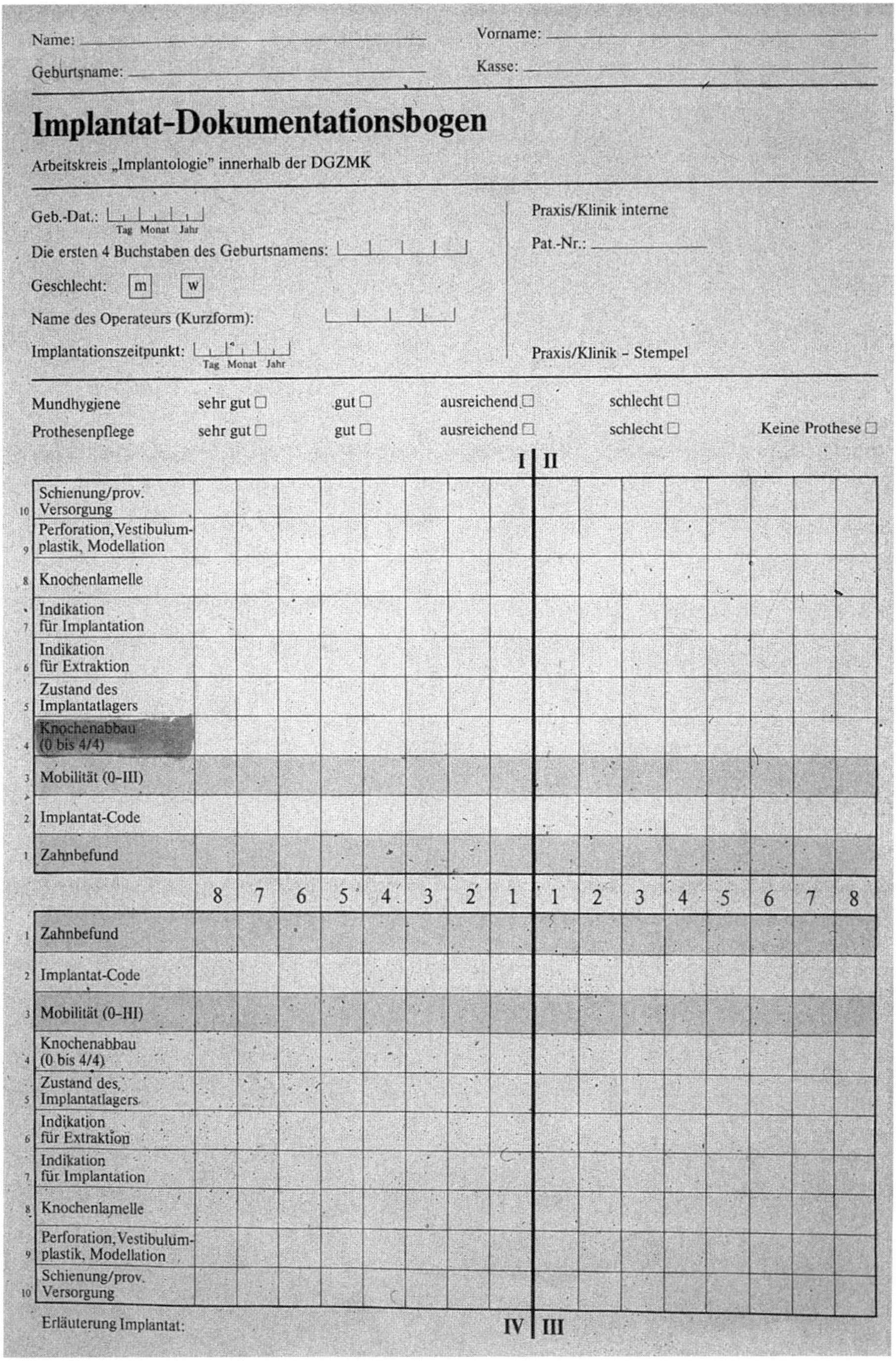

Name: _____ Vorname: _____

Geburtsname: _____ Kasse: _____

Implantat-Dokumentationsbogen

Arbeitskreis „Implantologie" innerhalb der DGZMK

Geb.-Dat.: |__|__|__|
Tag Monat Jahr

Die ersten 4 Buchstaben des Geburtsnamens: |__|__|__|__|

Geschlecht: [m] [w]

Name des Operateurs (Kurzform): |__|__|__|__|

Implantationszeitpunkt: |__|__|__|
Tag Monat Jahr

Praxis/Klinik interne

Pat.-Nr.: _____

Praxis/Klinik – Stempel

Mundhygiene	sehr gut ☐	gut ☐	ausreichend ☐	schlecht ☐	
Prothesenpflege	sehr gut ☐	gut ☐	ausreichend ☐	schlecht ☐	Keine Prothese ☐

I | II

10 Schienung/prov. Versorgung																	
9 Perforation, Vestibulumplastik, Modellation																	
8 Knochenlamelle																	
7 Indikation für Implantation																	
6 Indikation für Extraktion																	
5 Zustand des Implantatlagers																	
4 Knochenabbau (0 bis 4/4)																	
3 Mobilität (0–III)																	
2 Implantat-Code																	
1 Zahnbefund																	
	8	7	6	5	4	3	2	1	1	2	3	4	5	6	7	8
1 Zahnbefund																	
2 Implantat-Code																	
3 Mobilität (0–III)																	
4 Knochenabbau (0 bis 4/4)																	
5 Zustand des Implantatlagers																	
6 Indikation für Extraktion																	
7 Indikation für Implantation																	
8 Knochenlamelle																	
9 Perforation, Vestibulumplastik, Modellation																	
10 Schienung/prov. Versorgung																	

Erläuterung Implantat: IV | III

Abbildung 12-1. Implantat-Dokumentationsbogen.

147

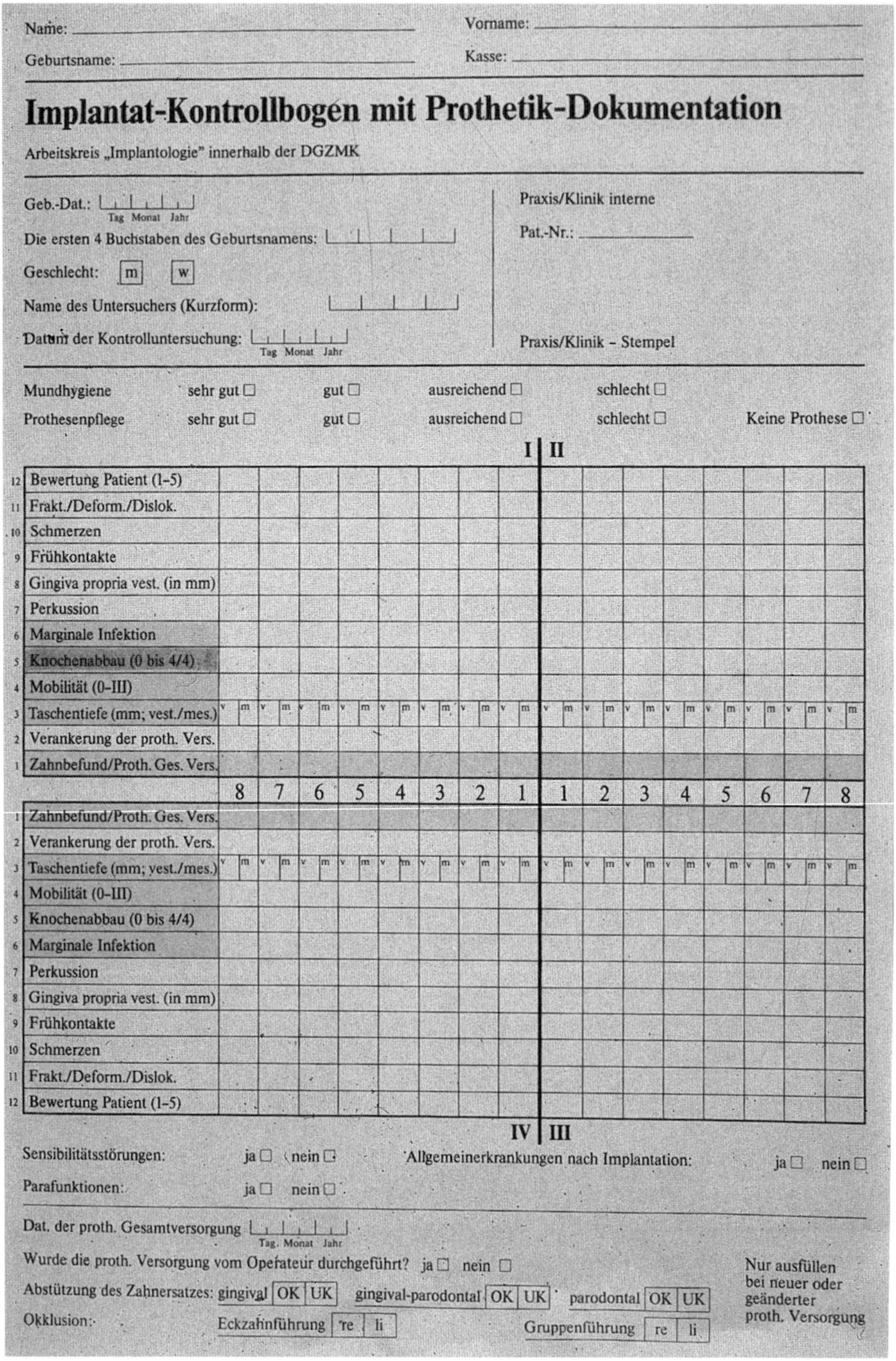

Name: _____ Vorname: _____

Geburtsname: _____ Kasse: _____

Implantat-Kontrollbogen mit Prothetik-Dokumentation

Arbeitskreis „Implantologie" innerhalb der DGZMK

Geb.-Dat.: └─┴─┴─┴─┘ Praxis/Klinik interne
　　　　　　Tag Monat Jahr

Die ersten 4 Buchstaben des Geburtsnamens: └─┴─┴─┴─┘ Pat.-Nr.: _____

Geschlecht: ☐ m ☐ w

Name des Untersuchers (Kurzform): └─┴─┴─┴─┘

Datum der Kontrolluntersuchung: └─┴─┴─┴─┘ Praxis/Klinik – Stempel
　　　　　　　　　　　　　　Tag Monat Jahr

| Mundhygiene | sehr gut ☐ | gut ☐ | ausreichend ☐ | schlecht ☐ | |
| Prothesenpflege | sehr gut ☐ | gut ☐ | ausreichend ☐ | schlecht ☐ | Keine Prothese ☐ |

I | II

	8	7	6	5	4	3	2	1	1	2	3	4	5	6	7	8
12 Bewertung Patient (1–5)																
11 Frakt./Deform./Dislok.																
10 Schmerzen																
9 Frühkontakte																
8 Gingiva propria vest. (in mm)																
7 Perkussion																
6 Marginale Infektion																
5 Knochenabbau (0 bis 4/4)																
4 Mobilität (0–III)																
3 Taschentiefe (mm; vest./mes.) v|m	v|m	v|m	v|m	v|m	v|m	v|m	v|m	v|m	v|m	v|m	v|m	v|m	v|m	v|m	v|m
2 Verankerung der proth. Vers.																
1 Zahnbefund/Proth. Ges. Vers.																

	8	7	6	5	4	3	2	1	1	2	3	4	5	6	7	8
1 Zahnbefund/Proth. Ges. Vers.																
2 Verankerung der proth. Vers.																
3 Taschentiefe (mm; vest./mes.) v|m	v|m	v|m	v|m	v|m	v|m	v|m	v|m	v|m	v|m	v|m	v|m	v|m	v|m	v|m	v|m
4 Mobilität (0–III)																
5 Knochenabbau (0 bis 4/4)																
6 Marginale Infektion																
7 Perkussion																
8 Gingiva propria vest. (in mm)																
9 Frühkontakte																
10 Schmerzen																
11 Frakt./Deform./Dislok.																
12 Bewertung Patient (1–5)																

IV | III

| Sensibilitätsstörungen: | ja ☐ nein ☐ | Allgemeinerkrankungen nach Implantation: | ja ☐ nein ☐ |
| Parafunktionen: | ja ☐ nein ☐ | | |

Dat. der proth. Gesamtversorgung └─┴─┴─┴─┘
　　　　　　　　　　　　　　Tag Monat Jahr

Wurde die proth. Versorgung vom Operateur durchgeführt? ja ☐ nein ☐

Abstützung des Zahnersatzes: gingival | OK | UK | gingival-parodontal | OK | UK | parodontal | OK | UK |

Okklusion: Eckzahnführung | re | li | Gruppenführung | re | li |

Nur ausfüllen bei neuer oder geänderter proth. Versorgung

Abbildung 12-2. Implantat-Kontrollbogen mit Prothetik-Dokumentation.

Es wird empfohlen, einen *Implantat-Dokumentationsbogen* (Abb. 12-1), einen *Implantatprothetikbogen,* jährlich mindestens einen *Implantatkontrollbogen* (Abb. 12-2) und abschließend noch einen *Implantatverlustbogen* auszufüllen. Dabei kommen leicht zwölf Bögen pro Patient zusammen. Für eine Doppelpraxis, in der täglich mindestens ein Patient Implantate erhält, könnten dies innerhalb von zehn Jahren 20 000 Bögen in 100 Aktenordnern werden. Als Alternative entwickelten MAIRGÜNTHER et al. 1992 ein Computerprogramm für die Implantatdokumentation. Die Firma FRIATEC bietet ein computergestütztes System zur Verlaufskontrolle anhand digital gespeicherter Panoramaröntgenbilder (FRIACOM) an.

Räumliche Probleme können sich auch bei der Aufbewahrung von Modellen ergeben. Da es sich immer wieder gezeigt hat, daß diese bei späteren Begutachtungen von großem Wert sein können, wenn sie denn aufgehoben worden wären, sollte man sich von einem kieferorthopädischen Kollegen beraten lassen, wie man möglichst viele Modelle auf engem Raum übersichtlich lagert.

Relativ einfach ist es, sogenannte *Überlebensstatistiken* anzulegen, bei denen allerdings das Überleben eines Implantats als Erfolg gewertet wird, was nicht immer gleichbedeutend sein muß. Input-/Output-Statistiken, die Wunschergebnisse vortäuschen, werden heute weitgehend abgelehnt, nur Verweildauer-Analysen werden wissenschaftlich anerkannt. Aufzeichnungen, die über eine durchschnittliche Liegedauer der Implantate von drei Jahren nicht hinausgehen, können nicht als „Longitudinalstudie" akzeptiert werden. Nur wenige Implantatsysteme gelten als gut nachuntersucht, auch wenn geringere Qualitätsanforderungen zugrunde gelegt werden.

> Untereinander vergleichbare, kontrollierte Studien nach wissenschaftlichen Kriterien fehlen bisher.

12.3 Prognosen

Für den Patienten ist die in Aussicht gestellte Funktionsdauer eines implantatgestützten Zahnersatzes ein wesentlicher Faktor bei seiner Entscheidung für oder gegen Implantate. Jüngst veröffentlichte Überlebensraten von 93% und mehr nach zehn Jahren wirken überzeugend. Es darf aber auch nicht verschwiegen werden, daß eine lebenslange Funktionstüchtigkeit bislang bei keinem Implantat in Aussicht gestellt werden kann.

Wie in Kapitel 12.1 dargestellt, haben vor allem Implantationen im zahnlosen Unterkiefer große Erfolgsaussichten. In fast allen Veröffentlichungen werden mindestens 90% Erfolg nach fünf Jahren angegeben. Da hier oft keine, Funktionstüchtigkeit versprechende, Alternativen gegeben sind, eignen sich diese Fälle für einen Einstieg in die praktizierte Implantologie.

Für den zahnlosen Oberkiefer geben ADELL et al. eine Fünf-Jahres-Erfolgsquote von 85% an. Wahrscheinlich ist die im Vergleich zum Unterkiefer geringere trabekuläre Knochensubstanz die Ursache für die ungünstigere Prognose von Oberkieferimplantaten; dabei werden Oberkiefer-Frontzahnimplantate günstiger bewertet als Oberkiefer-Seitenzahnimplantate. Bei verkürzten Zahnreihen im Unterkiefer sind Fünf-Jahres-Erfolgsraten zwischen 50 und 95% veröffentlicht worden.

Kürzere Implantate – insbesondere solche mit einer Länge unter 7 mm – haben eine schlechtere Prognose als längere Implantate. Nach BABBUSH wird der Langzeiterfolg bei IMZ-Implantaten positiv beeinflußt durch eine Bevorzugung von langen Implantaten mit großem Durchmesser.

Bei der Auswahl der Implantattypen sollte folglich nach dem *„Möglichstprinzip"* verfahren werden, je nach Knochenangebot sollte das längstmögliche Implantat mit dem größtmöglichen Durchmesser verwendet werden. Beim Durchmesser muß allerdings bedacht werden, daß die bedeckende Knochenlamelle durchgehend über einen Millimeter stark bleiben sollte. Ist dies nicht der Fall, steigt die Mißerfolgsrate bei fast allen Implantaten deutlich an.

Blattimplantate werden vor allem bei ungünstigem Knochenangebot, bei schmalen Kieferkämmen oder wenig Knochenhöhe über dem Mandibularkanal bzw. unterhalb der Kieferhöhle im Seitenzahnbereich eingesetzt. Unter dieser Prämisse sind die jüngst von SCHLEGEL et al. veröffentlichten Überlebensraten von 92,31% nach fünf Jahren und 85,66% nach zehn Jahren bemerkenswert gut.

Um eine individuelle Prognose eines bestimmten Implantats, also eine Aussage über dessen Überlebenswahrscheinlichkeit und Funktionsdauer geben zu können, wird die Festigkeit des Implantats durch Beweglichkeitsmessungen (Periotest) und der Zustand des periimplantären Gewebes durch klinische Untersuchung desselben, bakterielle und histologische Analysen und Röntgenaufnahmen überpüft.

Das Lebensalter des Patienten spielt für die Implantatprognose eine untergeordnete Rolle. Bei gesunden älteren Patienten bestehen fast die gleichen Erfolgsaussichten wie bei jüngeren Menschen. Einschränkend muß nur vermerkt werden, daß, statistisch gesehen, 50% aller über 50jährigen, an wenigstens einer schwerwiegenden Allgemeinerkrankung leiden, die in den umfangreichen Katalog der Kontraindikationen fallen könnten. Darüber hinaus bewirkt die weitverbreitete senile Osteoporose einen Verlust an Knochenstrukturelementen, d.h. man trifft weniger engmaschige, sondern mehr weitmaschige Spongiosa an, und anstelle des gut durchbluteten blutbildenden Knochenmarks tritt weniger gut durchblutetes Fettmark.

Rauchen bewirkt eine signifikant höhere Frühverlustrate, verschlechtert also die Prognose.

13 Gebühren

Zahnärztliche Implantationen sind spätestens seit 1988 sowohl von der Wissenschaft als auch staatlicherseits durch die Aufnahme in die amtliche Gebührenordnung für Zahnärzte (GOZ) anerkannt worden. Insofern dürfte es eigentlich keine Schwierigkeiten beim Geltendmachen von Versicherungsansprüchen geben. De facto aber verhalten sich viele Privatversicherungen auf Grund einer überholten Prämienkalkulation so, als ob ihre Versicherten Erstattungen für einen durch Implantationen unnötig teuer gewordenen Zahnersatz verlangten, der genausogut auch ohne Implantate darstellbar gewesen wäre. Sie fordern von ihren Versicherten den Nachweis, daß die Implantationen angezeigt gewesen seien, und schalten Gutachter ein, die hierüber befinden sollen. Dies verärgert die Versicherten und bereitet den Zahnärzten unnötige Arbeit dadurch, daß sie Selbstverständlichkeiten bescheinigen müssen. Eine Normalität wird wohl erst dann eintreten, wenn alle Versicherungen in den Verträgen mit ihren Versicherten die Prämien so kalkuliert haben, daß auch die Kosten für implantatgetragenen Zahnersatz anstandslos erstattet werden können.

Leider sind die, die Implantologie betreffenden Positionen, in der zur Zeit geltenden Gebührenordnung teilweise nicht exakt genug definiert, so daß viel Raum für, je nach Interessenlage und Sachverstand, variierende Auslegungen vorhanden ist. Manche implantologischen Maßnahmen sind in der Gebührenordnung überhaupt nicht erfaßt, so daß Analog-Positionen aus der Gebührenordnung für Ärzte herangezogen werden müssen.

Der Bundesverband der niedergelassenen implantologisch tätigen Zahnärzte in Deutschland (BDIZ) hat sich in zahlreichen Gesprächen und Verhandlungen bemüht, eine einheitliche Interpretation der Gebührenzifferbeschreibungen zu erreichen und drängt auf eine Novellierung der GOZ. In manchen Bereichen konnte ein Konsens gefunden werden. In vielen Punkten, die insbesondere die Erstattung von Materialien betreffen, bestehen aber nach wie vor sehr unterschiedliche Auffassungen bei den durch den BDIZ vertretenen Implantologen und den Privatkrankenkassen.

Grundsätzlich gilt für die Beihilfestellen und privaten Versicherungen, daß die Kosten für eine notwendige und angemessene Behandlung anerkannt werden müssen. Die zur Zeit gültigen Bema-Verträge der Kassenzahnärzte mit den gesetzlichen Krankenkassen enthalten jedoch keine Bewertungs- und Abrechnungspositionen für implantologische Leistungen. Daher stellen sowohl die Implantationen selbst als auch alle damit in Zusammenhang stehenden Behandlungen und die implantatgetragene Prothetik *außervertragliche Leistungen* dar, die nur nach der GOZ oder nach der Gebührenordnung für Ärzte (GOÄ) liquidiert werden können.

> Implantationen sind keine „Kassenleistungen".

Eine derartige Ausgrenzung der in den gesetzlichen Krankenkassen Versicherten – immerhin handelt es sich um über 90% unserer Bevölkerung – wird jedoch aus vielerlei Gründen auf Dauer nicht haltbar sein.

Die Implantologen möchten, daß Implantate jedem zugänglich sind, der sie benötigt. Sie verlangen jedoch, daß nicht reglementiert wird, welche implantologische Behandlung ein Zahnarzt bei einem privat oder gesetzlich Versicherten vornehmen muß oder darf. Sie fordern, nur zu regeln, was im speziellen, individuellen Fall von den Versicherungen bezahlt bzw. als Zuschuß gegeben wird. Sie möchten, daß die Therapiefreiheit und die Freiheit, mit dem einzelnen Patienten Verträge schließen zu können, erhalten bleibt.

Bislang sind alle neuen, erfolgreichen Heilverfahren, nachdem sie von der Schulmedizin anerkannt worden sind, von den gesetzlichen Krankenkassen in irgendeiner Form bezahlt oder bezuschußt worden. Bis zu einer entsprechenden Zuschußregelung gilt die Empfehlung:

Wenn der Zahnarzt aufgrund seiner Erfahrung erkennt, daß sich voraussichtlich Schwierigkeiten bei der Übernahme der Behandlungskosten durch die Versicherung ergeben werden, sollte er dies seinem Patienten so früh wie möglich mitteilen. Der Zahnarzt ist aber nicht verpflichtet, mit irgendwelchen Kostenträgern diesbezüglich zu verhandeln. Der Zahnarzt sollte den Patienten hierbei lediglich beraten.

Implantologische Leistungen sind im **Leistungskatalog K der GOZ** in den sogenannten *Neunhunderter-Positionen* (900 bis 909) erfaßt. Lediglich endodontische Implantate sind dem Gebührenkatalog D (= chirurgische Leistungen) der GOZ zugeordnet. Dies hält der Bundesverband der niedergelassenen implantologisch tätigen Zahnärzte (BDIZ) nicht für sinnvoll.

Neben den Neunhunderter-Positionen können noch zahlreiche andere Gebühren aus der GOZ oder GOÄ für präimplantologische, die Implantation begleitende oder postoperative Leistungen berechnet werden. Außerdem können die Kosten für die Implantate und

deren Hilfsteile, Meßschablonen, Knochenersatzmaterialien, Verbrauchsartikel wie Knochenfräser, OP-Kleidung, Abdeckmembranen mit zugehörigen Nägeln und Schrauben, Anästhetika, Nahtmaterial, Arzneimittel und ähnliches vom Zahnarzt in Rechnung gestellt werden. All diese Dinge gelten als Einmalinstrumente, auf deren Beschaffungspreise für Lagerhaltung, Regie, Sicherstellung der ständigen Einsatzbereitschaft etc. bis zu 50% aufgeschlagen werden können. Der Zahnarzt hat laut GOZ §4 Anspruch auf einen Ersatz seiner Auslagen, soweit diesbezüglich in der Gebührenordnung nicht ausdrücklich etwas anderes bestimmt ist und soweit in Absatz 3 nicht explizit der Ersatz bestimmter, entstandener Kosten ausgeschlossen wird.

– Die GOZ-Nr. 900 ist je Kiefer und je Implantatsystem berechenbar und beinhaltet die „Implantatbezogene Analyse und Vermessung des Alveolarfortsatzes, des Kieferkörpers und der Schleimhaut einschließlich der metrischen Auswertung von Röntgenaufnahmen zur Festlegung der Implantatposition mit Hilfe einer individuellen Schablone".

Diese Leistungsbeschreibung bezieht sich eindeutig auf Implantate, nicht jedoch auf Knochenersatzmaterialien, Membranen, Knochenteile oder ähnliches. Wird geplant, zwei verschiedene Implantattypen, zum Beispiel rotationssymmetrische Implantate und Extensionsimplantate, in unterschiedlichen Regionen eines Kiefers einzusetzen, so ist die Position je Implantatsystem abrechenbar, also zweimal.

– GOZ-Nr. 901 ist je Knochenkavität berechenbar und beinhaltet das „Präparieren einer Knochenkavität für ein enossales Implantat".

Diese Position ist also ungeachtet des Implantattyps nur einmal pro Implantat abrechenbar.

– GOZ-Nr. 902 ist je Kavität und Implantatschablone bzw. Meßlehre unter Umständen auch mehrfach abrechenbar und beinhaltet das „Einsetzen einer Implantatschablone zur Überprüfung der Knochenkavität".

Bei mehreren nebeneinanderstehenden Implantaten ist diese Position zur Überprüfung der Parallelität bis zu dreimal abrechenbar. Schablonen können sowohl zur Überprüfung der Tiefe der Knochenkavität als auch zur Parallelisierung derselben eingesetzt werden.

- GOZ-Nr. 903 ist je Implantat berechenbar und beinhaltet das „Einsetzen eines enossalen Implantats".
- GOZ-Nr. 904 ist nur bei mehrzeitigen Implantatsystemen je Implantatpfosten unter Umständen auch zweimal berechenbar und beinhaltet das „Freilegen eines Implantats und Einfügen von Sekundärteilen bei einem zweiphasigen Implantatsystem, pro Implantat".
- GOZ-Nr. 905 ist während der prothetischen Versorgung pro Implantatpfosten bis zu viermal berechenbar und beinhaltet das „Auswechseln eines Sekundärteils bei einem zusammengesetzten Implantat".
- GOZ-Nr. 906 ist je Kiefer berechenbar und beinhaltet das „Präparieren eines Kiefers für subperiostale Gerüstimplantate einschließlich Abformung und Analyse des gewonnenen Modells".
- GOZ-Nr. 907 ist berechenbar je Implantat, auch mehrfach je Kiefer und beinhaltet das „Einsetzen eines subperiostalen Gerüstimplantats einschließlich Fixation".
- GOZ-Nr. 908 ist je Implantat berechenbar und beinhaltet das „Entfernen eines subperiostalen Gerüstimplantats".
- GOZ-Nr. 909 ist je Implantat berechenbar und beinhaltet das „Einsetzen eines Nadelimplantats".
- GOZ-Nr. 314 kann berechnet werden für die Reimplantation eines Zahns einschließlich einfacher Fixation. Hierbei kann außerdem das Anlegen des Knochenbetts (Position 901) und gegebenenfalls auch eine Einmessung des Reimplantationsstifts (Position 902) angesetzt werden.
- GOZ-Nr. 315 kann für die endodontische Stabilisierung eines Zahns einschließlich operativer Schaffung eines Knochenbetts berechnet werden. Hierbei kann außerdem die Position 901 und gegebenenfalls auch 902 angesetzt werden.
- GOZ-Nr. 316 kann für eine Transplantation eines Zahns einschließlich der operativen Schaffung eines Knochenbetts berechnet werden, außerdem Position 901 und gegebenenfalls auch Position 902.

Die Kosten für transdentale Fixationsstifte und -schrauben, Meßstifte und -sonden sind gesondert zu berechnen.

Für die **neuen Behandlungsmethoden** wie Sinusbodenelevation, Bone-Splitting, Knochenspreizung und Verlagerung des Nervus alveolaris inferior sind GOZ-Positionen meist nicht ansetzbar, weil die Leistungen hierfür gar nicht oder nicht ausreichend beschrieben worden sind.

Die Berufsverbände haben sich folgendermaßen geeinigt:
- GOÄ-Position Nr. 2253 „Knochenspanentnahme" darf für die Entnahme eines oder mehrerer Knochenspäne als selbständige Leistung und nicht als Teil einer anderen Verrichtung angesetzt werden (es sei denn, es wird Nr. 2255 in Rechnung gestellt).
- GOÄ-Position Nr. 2254 „Implantation von Knochen" kann als selbständige Leistung in Rechnung gestellt werden, wenn Knochen eingepflanzt wurde, der von einem anderen Arzt entnommen wurde oder von einer Knochenbank bezogen wurde.
- GOÄ-Position Nr. 2255 „Freie Verpflanzung eines Knochens oder Knochenteilen (Knochenspäne)" kann in Rechnung gestellt werden, wenn die Knochenentnahme bei demselben Patienten durch den Arzt erfolgte, der den Knochen auch wieder einpflanzte.

Bei *augmentativen oder knochenneubildenden Verfahren* können folgende

Gebühren-Positionen berechnet werden, wenn diese Leistungen erbracht wurden:
- GOZ 409, 410: „Lappenoperation",
- GOZ 411: analog „Defektfüllung mit autologem/alloplastischem Material",
- GOZ 413: analog „GTR/GBR-Verfahren, je Membran",
- GOZ 309: Nachbehandlung,
- GOZ 409/410: analog Entfernung der Membran,
- GOZ 415: Nachbehandlung.

Zusätzlich können die jeweils erbrachten Leistungen der Positionen 900 ff. in Rechnung gestellt werden.

Bei *Implantationen in Kombination mit oder nach Augmentation* von Kieferabschnitten können folgende Positionen in Rechnung gestellt werden:
- GOÄ 2730: Lagerbildung,
- GOÄ 2442: bei Verwendung von alloplastischem Material,
- GOÄ 2254: bei Verwendung von Bankknochen,
- GOÄ 2255: bei Verwendung von autologem Knochen,
- GOÄ 2675: partielle Vestibulumplastik oder
- GOÄ 2677: submuköse Vestibulumplastik.

Zusätzlich sind die jeweils erbrachten Leistungen der Positionen 900 ff. in Rechnung zu stellen.

Beim *Bone-Splitting* oder *Bone-Spreading* zur Verbreiterung des Knochenangebots in transversaler bzw. sagittaler Richtung können folgende Positionen in Rechnung gestellt werden:
- GOÄ 2710: Segmentosteotomie,
- GOÄ 2730: Lagerbildung,
- GOÄ 2442: bei Verwendung von alloplastischem Material,
- GOÄ 2254: bei Verwendung von Bankknochen,
- GOÄ 2255: bei Verwendung von autologem Knochen,
- GOÄ 2675: partielle Vestibulumplastik oder
- GOÄ 2677: submuköse Vestibulumplastik.

Zusätzlich sind die jeweils erbrachten Leistungen der Position 900 ff. in Rechnung zu stellen.

Bei der *Sinusboden-Elevation* können folgende Positionen in Rechnung gestellt werden:
- GOÄ 2730: Lagerbildung,
- Analog GOÄ 2386: Schleimhauttransplantation einschließlich Unterminierung und plastischer Deckung (Präparation der Kieferhöhlenschleimhaut),
- GOÄ 2442: bei Verwendung von alloplastischem Material,
- GOÄ 2254: bei Verwendung von Bankknochen,
- GOÄ 2255: bei Verwendung von autologem Knochen,
- GOÄ 2730: ggf. operative Maßnahmen zur Lagerbildung,
- GOÄ 1367: operative Eröffnung einer Kieferhöhle vom Mundvorhof aus,
- GOÄ 2386: Schleimhauttransplantation einschließlich Unterminierung,
- GOZ 309: plastischer Verschluß einer eröffneten Kieferhöhle,
- GOÄ 2700: Verbandplatte.

Diese genannten Gebührenziffern können in der Regel nur einmal pro Kieferhöhle in Rechnung gestellt werden. Weitere weichteilchirurgische Maßnahmen und Positionen für die Wundkontrolle (GOZ 329) und Nahtentfernung (GOÄ 2007) können berechnet werden.

Zusätzlich können die jeweils erbrachten Leistungen der Positionen 900 ff. in Rechnung gestellt werden.

Bei allen diesen Leistungen sind **zusätzlich** zu berechnen:
- Leistungen der Lokalanästhesie, sowie die Aufwendungen in nachgewiesener Höhe für:
- Anästhetika,
- Membranen,
- Membrannägel,
- Schrauben für die Fixierung von Membranen,
- Nahtmaterial.

Das zahnärztliche Honorar aus der GOZ ergibt sich aus dem in der Position angegebenen DM-Wert, multipliziert mit einem Steigerungsfaktor, der je nach Schwierigkeitsgrad und Zeitaufwand der Behandlung vom Zahnarzt gewählt werden darf.

Wird es erforderlich, einen höheren Faktor als 2,3 anzusetzen, muß die Liquidation hierfür eine Begründung enthalten. Gründe für das *Überschreiten des 2,3fachen Satzes* sind ganz allgemein Besonderheiten, die in der gesundheitlichen Situation des Patienten und den hier angetroffenen anatomischen und gegebenenfalls auch pathologischen Gegebenheiten zu sehen sind. Außerdem gibt es implantatspezifische Gründe, wie z.B. Implantation in Nervnähe oder geringe Kieferkammbreite mit Bone-Splitting. In seinem umfangreichen Nachschlagewerk in Loseblattform „Aktueller Stand der zahnärztlichen Implantologie" gibt HARTMANN zahlreiche mögliche implantationsbezogene Begründungen an.

Es dürfen nur Leistungen nach der zahnärztlichen bzw. ärztlichen Gebührenordnung abgerechnet werden, die medizinisch indiziert waren und auch tatsächlich erbracht wurden. Wissentlich Leistungen abzurechnen, die nicht durchgeführt wurden, ist unärztlich, unehrenhaft und strafbar, weil dies den Tatbestand des Betrugs erfüllt. Andererseits sollte jeder Kollege bemüht sein, auch wirklich alle Leistungen in Rechnung zu stellen, die er erbracht hat.

14 Literatur

14.1 Monographien

Besimo, Ch.: Abnehmbarer Zahnersatz auf osseointegrierten Implantaten. Quintessenz, Berlin 1994.

Blum, W.: Implantologie und Prothetik. 12. Aufl. Hüthig, 1993.

Brånemark, P.-I., Zarb, G.A., Albrektson, T.: Gewebeintegrierter Zahnersatz. Quintessenz, Berlin–Chicago–London–Rio de Janeiro–Tokio l985.

Brinkmann, E.: Implantologie. Ibbenbürener Verlagsdruckerei.

Bücking, W., Suckert, R.: Implantatprothetik. Neuer Merkur, München 1995.

Buser, D., Dahlin, Ch., Schenk, R.K.: Guided Bone Regeneration in Implant Dentistry. Quintessence, Chicago 1994.

Engels, H.B.: Handbuch zum BDIZ-Implantat-Register. Jahrbuch-Verlag, Bonn 1994.

Fallschüssel, G.K.H.: Zahnärztliche Implantologie. Quintessenz, Berlin 1986.

GOI: Jahrbuch für orale Implantologie 1994. Quintessenz, Berlin 1994.

Hartmann, H.J. (Hrsg.): Aktueller Stand der zahnärztlichen Implantologie. Loseblattwerk. Spitta, Balingen 1993.

Jimenez-Lopez, V.: Implantatgetragener Zahnersatz, Okklusion, klinische Aspekte und labortechnische Verfahren. Quintessenz, Berlin l994.

Naert, I., van Steenberghe, D., Worthington, P.: Osseointegration in Oral Rehabilitation. Quintessenz, Berlin 1993 .

Spiekermann, H.: Implantologie. In: Rateitschak und H.F. Wolf (Hrsg.): Farbatlanten der Zahnmedizin, Bd. 10. Thieme-Verlag München l994

Tetsch, P.: Enossale Implantationen in der Zahnheilkunde. Atlas und Lehrbuch. 2. Aufl. Hanser, München 1991.

Watzek, G.: Enossale Implantate in der oralen Chirurgie. Quintessenz, Berlin 1993.

Wilson, G.Thomas: ITI Dental Implants. Quintessenz, Berlin 1993.

Worthington, P., Lang, B.R., Lavelle, W.E.: Osseointegration in der Zahnmedizin. Quintessenz, Berlin 1995.

14.2 Zeitschriften

Zeitschrift für die zahnärztliche Implantologie. Hanser.

Implantologie. Die Zeitschrift für die Praxis. Quintessenz.

Implant Dentistry. Williams & Wilkins, Baltimore.

15 Sachverzeichnis

Halbfette Ziffern kennzeichnen die Hauptfundstellen.